17,18

W0332546

jak
radzić sobie
z problemami menopauzy

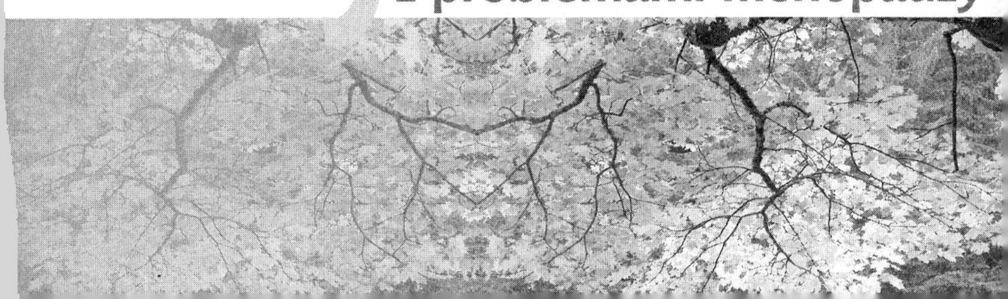

Dla Johna, Joe, Rachel i Jonty

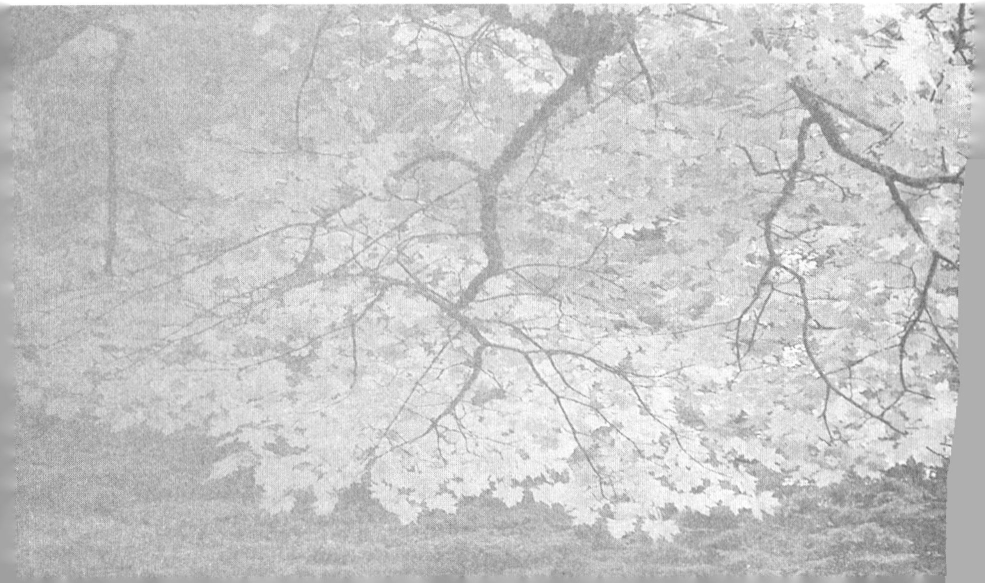

Janet Horwood

jak radzić sobie z problemami menopauzy

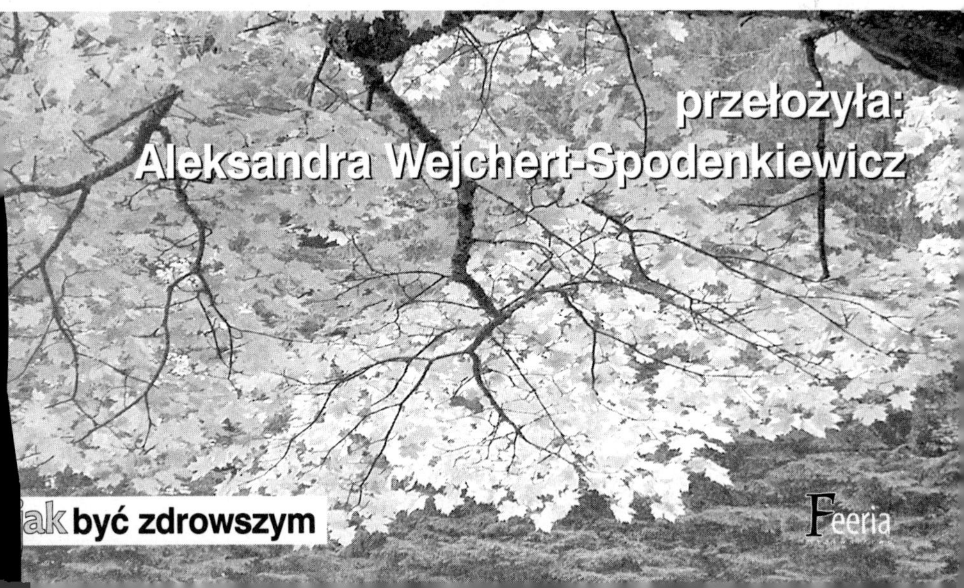

przełożyła:
Aleksandra Wejchert-Spodenkiewicz

jak być zdrowszym

Feeria

Tytuł oryginału: ***Coping with the Menopause***
Przekład: Aleksandra Wejchert-Spodenkiewicz
Redakcja: Dariusz Rossowski, Anna Kotynia-Kosmynka
Projekt i wykonanie okładki, układ typograficzny: Andrzej Laszak
Fotografia na okładce: Marcin Goldman
Druk: Opolgraf S.A.

Wszelkie prawa zastrzeżone. Żadna część tej publikacji nie może być powielana ani rozpowszechniana za pomocą urządzeń elektronicznych, mechanicznych, kopiujących, nagrywających i innych, bez uprzedniego wyrażenia zgody przez właściciela praw.

Copyright © Janet Horwood 2001
Copyright © for the Polish edition by Wydawnictwo JK 2007
Published by arrangement with Sheldon Press.

ISBN 978-83-7229-171-4
Wydanie 1, Łódź 2007

Wydawca: JK, ul. Krokusowa 1-3, 92-101 Łódź
tel. (042) 676 49 69, fax (042) 676 49 79

Dystrybucja: Grupa A5 sp. z o. o.
ul. Krokusowa 1-3, 92-101 Łódź, tel./fax (042) 676 49 29
e-mail: handlowy@grupaA5.com.pl

Spis treści

Chciałabym podziękować wielu osobom, które pomogły mi w przygotowaniu tej książki: kobietom, które chętnie podzieliły się ze mną swoimi doświadczeniami z okresu menopauzy, dodając swoje uwagi i rady; lekarzowi rodzinnemu pani dr Sarze Beattie, która pomogła mi przejść przez moją menopauzę; pani Elizabeth Marsh z wydawnictwa Sheldon za życzliwe przeczytanie pierwotnej wersji tekstu; Trishy Dale za cenne (i docenione) rady; w szczególności zaś dziękuję mojemu wydawcy Joannie Moriarty za cierpliwość i wyrozumiałość.

Jestem wdzięczna również dr. Mike'owi Kirby z Letchworth za poświęcenie czasu na weryfikację danych medycznych oraz dr Sally Hope z Brytyjskiego Towarzystwa Menopauzy za wszystkie cenne uwagi oraz za uprzejmą zgodę na napisanie przedmowy.

Przedmowa

Menopauza jest naturalnym etapem w życiu każdej kobiety. Ponad 2000 lat temu Hipokrates jako pierwszy opisał menopauzę u pięćdziesięcioletniej kobiety. W ubiegłym stuleciu znacząco powiększył się odsetek pań osiągających wiek menopauzalny i kontynuujących długie i zdrowe życie po ustaniu miesiączek. W XXI wieku możemy spodziewać się, że będziemy żyły przynajmniej 30 lat po menopauzie. To prawie jedna trzecia naszego życia, toteż chcemy być aktywne i maksymalnie sprawne.

Opracowano wielką gamę sposobów radzenia sobie z menopauzą, leczenia jej objawów i długoterminowych konsekwencji. Niektóre z tych terapii przepisuje lekarz, ale jest również ogromny rynek preparatów witaminowych, zdrowej żywności oraz leków sprzedawanych bez recepty. Spotykamy się także z przebogatym poradnictwem, dotyczącym zdrowego stylu bycia. Chcąc rozpocząć nowe życie i wzmocnić się na ciele oraz umyśle, jak mamy wybrać to, co dla nas właściwe?

Ta zwięzła i jasno napisana książka wyjaśnia podstawowe zmiany, które dokonują się w organizmie w trakcie menopauzy. Przedstawia również wszystkie dostępne sposoby postępowania w okresie menopauzy oraz argumenty za i przeciw każdemu z nich. Kobiety chcą czuć się dobrze, potrzebują więc podstaw, umożliwiających podejmowanie rozsądnych decyzji co do swojego zdrowia w przyszłości.

W medycynie ogromnie wzrosło zainteresowanie zdrowiem kobiety w okresie pomenopauzalnym. Warto wiedzieć, jak zmniejszać niebezpieczeństwo choroby wieńcowej serca oraz osteoporozy. Musimy także znać fakty dotyczące raka piersi, zakrzepicy żył głębokich oraz hormonalnej terapii uzupełniającej, aby całościowo przyjrzeć się związanemu z nimi ryzyku. Trzeba zrozumieć też zachodzące zmiany emocjonalne i seksualne oraz wiedzieć, kiedy można bezpiecznie przerwać antykoncepcję. Ponadto powinnyśmy poznać korzyści, jakie daje nam zdrowa żywność oraz kremy, zanim wydamy na nie górę pieniędzy.

Książka Janet Horwood zawiera wszystkie potrzebne nam informacje i porady co do stylu życia, które powinna stosować każda dorosła osoba.

dr Sally Hope

Wstęp

Menopauza jest procesem spotykanym jedynie u istot ludzkich płci żeńskiej. Inne ssaki również doświadczają podobnego zjawiska, lecz wyczerpanie zapasu jaj zwykle zbiega się u nich z kresem życia, a nie występuje w jego środku.

Dopiero od niedawna większość kobiet żyje wystarczająco długo, by doświadczyć menopauzy – okresu, kiedy zachodzi ostatni cykl menstruacyjny. Aż do początku XIX stulecia panie, które dożyły menopauzy, prawdopodobnie wzdychały z ulgą, że w końcu zostały zwolnione z obowiązku rodzenia dzieci i mogą uniknąć związanych z nim niebezpieczeństw. Z drugiej strony, jeśli objawy przekwitania powodowały, że kobieta zachowywała się „niestosownie", narażona była na opinię „zwariowanej" i mogła nawet zostać oddana do zakładu dla obłąkanych. Większość nerwic histerycznych było kojarzonych z funkcją macicy, a jej wycięcie traktowano jako terapię owej „histerii".

W społeczeństwie zachodnim uważało się, że w okresie pomenopauzalnym większość kobiet, które spełniły już swoją funkcję, winna spędzić resztę życia na drugim planie. W innych kulturach był to jednak okres, w którym kobiety wysuwały się właśnie na pierwszy plan. Starsza kobieta mogła być dopuszczona do zasiadania wraz z mężczyznami lub zdjęcia zasłony z twarzy. O wiele bardziej prawdopodobne było, że będzie traktowana ze znacznym szacunkiem jako mądry człowiek, dysponujący życiowym doświadczeniem i służący w razie potrzeby radą.

Zmiana w podejściu do menopauzy nastąpiła niedawno. Nasze matki i babki przechodziły przez ten okres życia z niewielkim wsparciem i ze znacznie mniejszym zrozumieniem przebiegających procesów. Często lekarz mówił im, że takie objawy jak uderzenia gorąca, przemożne zmęczenie oraz depresja są tym, czego „w tym wieku po prostu należy się spodziewać". Trzeba nauczyć się z tym żyć.

Dzisiaj wiele się zmieniło. Rozwój hormonalnej terapii uzupełniającej* (HTU), stosowanej nie tylko w leczeniu samych objawów menopauzy, ale także w celu poprawy stanu zdrowia na dłuższą metę, oznacza, że możemy realnie myśleć o menopauzie jak o początku nowego życia zamiast uważać ją za koniec wszystkiego.

Zbliżając się do menopauzy i doświadczając jej w wieku czterdziestu bądź pięćdziesięciu kilku lat, na pewno nie mamy poczucia starości. Przeważnie czujemy się silne i zdrowe, jesteśmy gotowe do podejmowania nowych wyzwań i zdobywania doświadczeń. Istnieje tyle możliwości – można zająć się alpinizmem, napisać pierwszą powieść, zmienić zawód lub partnera (albo jedno i drugie), pobiegnąć w maratonie... Dzięki nowym sposobom terapii możemy wybrać ten moment, by założyć rodzinę bądź ją powiększyć. Możemy też odkryć, że rola babci bywa pełnoetatową pracą przynoszącą olbrzymią satysfakcję.

Jest jednak pewien sęk, albowiem mimo całego nowoczesnego myślenia oraz postępu w medycynie często czujemy się jakoś niezręcznie z przekwitaniem. To dziwne, bo potrafimy bez skrępowania rozmawiać o seksie, miesiączkach, narkotykach, rodzeniu dzieci i śmierci, a wiele z nas krępuje się wspomnieć, że przechodzi menopauzę, nie mówiąc o szczegółowych objawach, których doświadcza.

Powód jest prosty. Żyjemy w kulturze zdominowanej przez stereotypy. Podziwia się młodość i młodzieńczy wygląd, a starszy wiek budzi grozę. Często jest wykpiwany i wyśmiewany jako łatwy cel żartów i docinków. Hormonalna terapia uzupełniająca jest w stanie złagodzić wiele dokuczliwych objawów, jednak daje nam równocześnie pewien wzór menopauzy – zachowywanie wiecznej młodości – kiedy w istocie do zyskania jest o wiele więcej niż ten wygląd. Dlatego nie dziwi, że zaczynamy postrzegać

---

* W piśmiennictwie polskim występuje ona najczęściej jako „hormonalna terapia zastępcza", jest to jednak niefortunny przekład angielskiej nazwy *hormone replacement therapy*, gdyż nie jest to terapia „zastępcza" w stosunku do czegokolwiek, tylko leczenie, które polega na uzupełnianiu (*replacement*) niedoboru określonych hormonów (przyp. red. pol.).

menopauzę ze strachem jako pierwszy krok na równi pochyłej ku starości, której większość z nas nie chce osiągnąć, choć wiemy, iż jest nieunikniona.

Stąd tak wiele z nas nadal odczuwa, że oznaki zbliżania się końca płodności mogą oznaczać, iż już nie pełnimy pożytecznej roli. Zaczynamy tracić pewność siebie. Czujemy, iż mamy niewiele do zaproponowania, że nikt nie będzie nas cenił.

Ważne jest rozumienie tego, co dzieje się z nami w tym czasie zarówno pod względem fizjologicznym, jak i emocjonalnym. Im więcej będziemy wiedzieć o menopauzie – czym jest, jak może na nas wpłynąć, co możemy zrobić, by usuwać jej objawy, oraz w jaki sposób możemy o siebie zadbać – tym bardziej będzie prawdopodobne, że doświadczymy tych lat w sposób pozytywny.

Menopauzę często określa się „drugim okresem dojrzewania", ponieważ może być to czas chaosu, kiedy tracimy pewność, kim jesteśmy bądź dokąd zmierzamy. Zaczynamy zadawać sobie pytanie: „O co w tym wszystkim chodzi?" Niemniej mamy teraz olbrzymią przewagę nad nastolatkami – doświadczenie całego życia, na którym możemy się oprzeć. Tak więc menopauza może być dla nas wspaniałą okazją. Może być burzliwa i niepokojąca, lecz także wręczyć klucz do drugiego dorosłego życia, w którym tak wiele jest możliwe i osiągalne.

Rozdział 1

Co to jest menopauza?

Menopauza oznacza okres, w którym kobieta traci zdolność do naturalnego płodzenia dzieci. Jajniki przestały wytwarzać jaja i minął rok od ostatniej miesiączki. Prawdopodobnie, jak większość kobiet, zaczniesz zauważać pierwsze oznaki menopauzy po czterdziestce, chociaż poziom estrogenu zacznie spadać już kilka lat wcześniej.

Ściśle biorąc, słowo „menopauza" odnosi się do dnia ostatniej miesiączki; większości kobiet trudno jest uchwycić ten czas na bieżąco, natomiast można go określić, spoglądając wstecz. Miesiące czy lata prowadzące do tego momentu nazywa się okresem okołomenopauzalnym, czyli zbliżaniem się końca miesiączek. Czasem – choć dziś już rzadko – nazywa się go również „klimakterium" lub „przekwitaniem".

Aby zrozumieć, czym jest menopauza w sensie medycznym, musisz wrócić pamięcią do tego, co działo się w okresie dojrzewania, gdy dochodziłaś do zdolności rodzenia. Zmiany zachodzące w trakcie dojrzewania trwają mniej więcej trzy lata. Rozpoczynają się około 10. roku życia, kiedy zaczynają formować się piersi oraz pojawiają się włosy pod pachami i w okolicy kości łonowej. W okresie dojrzewania jajniki zaczynają wytwarzać co miesiąc jedno lub dwa jaja. Wydostają się one z jajników, kierując się jednym z dwóch jajowodów w dół i w końcu docierają do macicy.

Jeśli w stosownym czasie dochodzi do stosunku płciowego, nasienie mężczyzny wędruje jajowodem w górę i może dojść do zapłodnienia. Jeśli tak się stanie, zapłodnione jajo przeniesie się w dół do macicy, gdzie przyczepi się do wyściółki (śluzówki macicy) i zacznie rosnąć. Jeśli w czasie tego cyklu jajo nie zostanie zapłodnione, kontynuuje wędrówkę do macicy i w trakcie miesiączki opuszcza ciało wraz z wyściółką macicy, która zdążyła pogrubieć, przygotowując się do zapłodnienia.

Cała ta aktywność – początek i ustanie miesiączek oraz uwalnianie jaj z jajników – jest kontrolowana przez podwzgórze, neuroendokrynną część mózgu. Wytwarza ono hormony podwzgórzowe, uwalniające związki chemiczne, które mogą przenosić się wraz z krwią i pobudzać do działania inne narządy produkujące hormony, np. pierś, macicę, jajnik. Najważniejszym gruczołem dla cyklu rozrodczego jest przedni gruczoł przysadkowy, który znajduje się u podstawy czaszki tuż poniżej podwzgórza.

Gruczoł ten wydziela dwa kolejne hormony, które pobudzają jajniki. Hormon folikulotropowy (FSH) dba o to, by co miesiąc przynajmniej jedna komórka w jajniku przekształciła się w jajo zdolne do uwolnienia mniej więcej po 14 dniach od początku miesiączki. Pobudza on również jajnik do wytwarzania estrogenu. Hormon luteinizujący (LH) wpływa zaś na jajnik, by ten wydzielał progesteron. Te dwa hormony, estrogen i progesteron, są niezbędne dla procesu rozrodczego. Odgrywają one także główną rolę w powodowaniu objawów, odczuwanych przez wiele kobiet, kiedy ich życie rozrodcze zaczyna się kończyć.

Okres okołomenopauzalny

W chwili urodzenia się dziewczynki jej jajniki już posiadają około jednego miliona jaj, tj. więcej, niż będzie ich miała w okresie dojrzewania, wówczas bowiem ich liczba spadnie do około 250 tysięcy. Zanim przeciętna młoda kobieta zacznie zaś myśleć o posiadaniu dzieci, liczba jaj będzie wynosić około 75 tysięcy.

Spadek ten, powodowany naturalnym zanikiem jaj, zachodzi dalej, a od wieku trzydziestu kilku lat przyspiesza. Po czterdziestce kobieta ma już tylko około 5 tysięcy jaj, a zanim dojdzie do okresu menopauzalnego, pozostaje ich w jej jajnikach mniej niż tysiąc. Wtedy właśnie zaczynają się objawiać pewne symptomy menopauzy.

Pozostałe w jajnikach pęcherzyki, które mają za zadanie uwalniać jaja, „rozleniwiają się" i nie reagują tak jak dawniej na hormon folikulotropowy (FSH). Gruczoł przysadkowy otrzymuje informację, że coś nie przebiega tak jak powinno, wydziela więc większą ilość FSH. Odpowiedź jest jednak wciąż nieregularna, zatem jajnik produkuje coraz mniej estrogenu. Przysadka mózgowa uwalnia też więcej hormonu luteinizującego (LH), by zmobilizować jajnik do produkcji progesteronu.

Niekiedy oznacza się poziomy FSH i LH, są one jednak tak zmienne w okresie okołomenopauzalnym, że wyniki nie dają faktycznego obrazu sytuacji. Może być to bardzo mylące zarówno dla kobiety, jak i lekarza podstawowej opieki, gdy okaże się, że wyniki jednorazowej analizy są „w normie", a tymczasem pacjentka doświadcza objawów okołomenopauzalnych.

Po przekroczeniu 45. roku życia badania takie stają się coraz mniej istotne, a bardziej sensowne jest zajęcie się objawami. Natomiast u młodszych kobiet powinny być sprawdzane także inne funkcje wewnątrzwydzielnicze oprócz FSH i LH, co pozwoli lekarzowi stwierdzić, czy mamy do czynienia z niepłodnością, czy też faktyczną przedwczesną menopauzą. Ponieważ stwierdzenie przedwczesnej menopauzy bywa dla kobiety bardzo przygnębiające, należy wykonać szerokie spektrum analiz, by zapewnić precyzję diagnozy.

W przypadku przeciętnej menopauzy w okolicach tego czasu zaczynasz obserwować u siebie zmiany w miesiączkach, szczególnie jeśli byłaś przyzwyczajona do regularnych cykli. Miesiączki mogą stać się teraz niesystematyczne, obfitsze bądź bardziej skąpe, mogą trwać kilka dni bądź dłużej niż przedtem, np. na przestrzeni kilku lat mogą występować częściej, w krótszych odstępach (co trzy tygodnie), a potem rzadziej (co sześć tygodni).

Nieregularne miesiączkowanie jest często pierwszym znakiem, że wchodzisz w okres okołomenopauzalny. Możesz także zacząć doświadczać pewnych klasycznych objawów menopauzy – uderzeń gorąca, suchej bądź swędzącej pochwy, huśtawki nastroju – z których wiele spowodowanych jest nieregularnymi wahaniami poziomu hormonów. Ponieważ jajnikom stopniowo kończą się zapasy jaj, wytwarzają coraz mniej estrogenu i progesteronu. Jednak nawet po ustaniu wytwarzania jaj pewna ilość estrogenu oraz innych pożytecznych hormonów nadal jest wydzielana przez jajniki i nadnercze. Do tych „innych" zaliczamy tu męskie hormony – testosteron i androstendion.

Androstendion jest przekształcany w nadnerczu i w tkance tłuszczowej w estron, słabszą wersję żeńskiego estrogenu. Jego ilość bywa różna, lecz u wielu kobiet jest go wystarczająco dużo, by zapobiec skutkom utraty estrogenu lub przynajmniej je złagodzić (chodzi tu m.in. o zachowanie aktywności gruczołów w pochwie, tak by była mniej narażona na zanik, utrzymanie nawilżenia skóry i zmniejszenie utraty włosów). Jeśli jednak nadal wytwarzane jest zbyt dużo estrogenu – a tak dzieje się zwykle u kobiet, które są otyłe i mają dużo tkanki tłuszczowej – istnieje większe ryzyko rozwinięcia się raka macicy bądź piersi.

Testosteron, który także jest wydzielany przez nadnercze, może doprowadzić do przerzedzenia włosów na głowie i kości łonowej, zwiększenia ilości włosów na twarzy oraz zmniejszenia się piersi. W zamian za to może dać entuzjazm oraz umożliwić radosne korzystanie z seksu przez wiele lat po menopauzie.

Kiedy zaś wkroczysz już w menopauzę, wszystko zaczyna się uspokajać. Ponieważ poziom FSH i LH stopniowo spada, powinnaś odczuwać mniej dokuczliwych objawów.

Podstawowe hormony

Hormony są substancjami chemicznymi, wytwarzanymi głównie przez gruczoły dokrewne pod kierunkiem mózgu, a następnie uwalnianymi do krwi. Spełniają rolę posłańców, sygnalizujących innym narządom, by produkowały pewne substancje chemiczne, wywołujące określony skutek. Dzięki hormonom działa skuteczny system kontrolny w obrębie organizmu. Sprawia on, że podstawowe funkcje, takie jak regulacja ciepłoty ciała, ciśnienie tętnicze, poziom cukru we krwi i rytm serca, przebiegają właściwie, oraz pomaga dostosowywać się organizmowi do zmian warunków otoczenia. Hormony mogą wpływać na nasz nastrój, ogólny stan zdrowia oraz zdolność do właściwego funkcjonowania.

Hormony płciowe odgrywają zasadniczą rolę w naszym życiu, umożliwiając zarówno mężczyznom, jak i kobietom rozwój cech seksualnych, które regulują wytwarzanie nasienia i jaj oraz cykl menstruacyjny, przygotowując nas do rozmnażania się. Dla kobiet istotne są dwa główne rodzaje hormonów: estrogeny i progestageny lub progesteron.

Estrogen

By doszło do owulacji, jajniki wydzielają hormon zwany estrogenem. Czynność ta zaczyna się w kilka lat po rozpoczęciu dojrzewania. Wytwarzana ilość zwiększa się w trakcie cyklu, by osiągnąć szczyt około 12. dnia od początku miesiączki. Estrogen pobudza wyściółkę macicy, która grubieje i wysyła odpowiedni sygnały do przysadki mózgowej, wpływając na rozwój piersi. W czasie kiedy mogłoby nastąpić zapłodnienie, estrogen dba o to, by śluz, który wyściela pochwę i utrzymuje w niej wilgoć, był rozciągliwy i przezroczysty. Śluz ten działa jak „drabina sznurowa", pomagająca nasieniu wdrapać się przez szyjkę do macicy.

Estrogen spełnia także wiele innych zadań i jego brak może przynosić długotrwałe skutki. Gdy jego poziom spada w trakcie menopauzy, w ciele kobiety zaczynają zachodzić zmiany. Większość z nich jest niewielka i nie stanowi zagrożenia dla życia. Są one jednak zauważalne, a w połączeniu ze wszystkimi innymi zmianami, które pojawiają się w tym okresie w życiu kobiety, łatwo można się nimi zadręczać. Pomocna może okazać się tu wiedza, dlaczego wszystko to się dzieje i co oznacza. W niektórych przypadkach można podjąć pewne kroki, by zapobiec tym skutkom bądź je złagodzić.

Pochwa i pęcherz

Niski poziom estrogenu szczególnie uwidocznia się we wpływie na komórki skóry. W obszarze dla nas niewidocznym komórki wyściełające pochwę, pęcherz oraz układ moczowy tracą elastyczność, mogą stać się suche i cieńsze. Z tego powodu stosunek płciowy może być bolesny. Możesz być też bardziej narażona na takie zakażenia jak infekcja pęcherza. Wiele kobiet uskarża się również na swędzenie oraz bolesność tej okolicy. W złagodzeniu objawów w pochwie i cewce moczowej może pomóc hormonalna terapia uzupełniająca, ale działać można też samemu, stosując krążki maciczne lub kremy z estrogenem bądź używając delikatnego opartego na wodzie żelu nawilżającego (np. KY Jelly).

Skóra

Zaczniesz zauważać zmiany na skórze. Zmarszczki staną się bardziej widoczne, a skóra wokół brody i na szyi może zacząć zwisać. Na całym ciele może stać się bardzo sucha.

Wiele kobiet wydaje fortunę na różne balsamy, mazidła i zabiegi piękności, próbując powstrzymać proces starzenia się. Większość badań wykazała, że skutek działania kremów nie jest wielki, a zabiegi w salonach piękności trzeba wciąż powtarzać, by zachować ich efekt. Tylko operacja plastyczna może na dłuższy czas zmienić wygląd twojej skóry.

Można jednak bardzo dużo zrobić, stosując rano i wieczorem krem nawilżający. Dobre odżywianie się oraz regularny ruch także pomogą nadać skórze zdrowy wygląd (pomimo zmarszczek). Unikanie słońca zabezpieczy cię przed kolejnymi zmarszczkami i uchroni skórę przed dalszym zniszczeniem. Nawet w pochmurne dni zaleca się nakładanie kremów z filtrem ochronnym czy nawilżających z filtrem przeciwsłonecznym minimum z 12. faktorem. I wreszcie – przestań palić! Jest wiele dowodów na to, że palaczki mają więcej zmarszczek od kobiet niepalących. Ponadto jeśli palisz, menopauza prawdopodobnie wystąpi o dwa lata wcześniej.

Włosy

Zauważysz, że w trakcie menopauzy zmienia się struktura twoich włosów. Włosy na głowie stają się delikatniejsze i cieńsze, mogą też być trudniejsze w utrzymaniu. Występuje również pewna utrata włosów łonowych. Jednocześnie włosy na ciele pojawiają się w miejscach, w których wołałabyś ich nie mieć, takich jak twarz (szczególnie na brodzie i górnej wardze). Jest to spowodowane zwiększeniem się ilości hormonów męskich, m.in. testosteronu. Dla niektórych kobiet jest to bardzo krępujące, ponieważ drobne włoski, które pokrywają całe ciało, mogą ściemnieć, stać się ostrzejsze i bardziej widoczne na klatce piersiowej, brzuchu, twarzy i rękach.

Problemy te można ograniczyć dzięki zwiększeniu poziomu estrogenu w ramach hormonalnej terapii uzupełniającej. Można też stosować skuteczne zbiegi kosmetyczne i usuwać niepożądane włosy z twarzy.

Serce

Dopiero ostatnio zaczęto doceniać rolę estrogenu w zmniejszaniu ryzyka choroby serca u kobiet. Wciąż istnieją jednak kontrowersje na ten temat z powodu równoległego ryzyka tworzenia się skrzepów krwi i powstawania zakrzepicy żyły głębokiej. Mimo że musimy dokładniej zrozumieć, co się dzieje po menopauzie (lub po chirurgicznym usunięciu macicy bądź jajników), nie ma wątpliwości, że kiedy estrogen przestaje być wydzielany, ryzyko zawału u kobiet staje się takie samo jak u mężczyzn i jest jedną z najczęstszych przyczyn śmierci.

Jedną z oznak, na którą trzeba zwracać uwagę, jest zwiększony poziom cholesterolu. Uczeni odkryli, że od kiedy jajniki przestają działać, występuje wzrost poziomu cholesterolu o niskiej gęstości (LDL), znanego jako „zły", a spadek poziomu cholesterolu o wysokiej gęstości (HDL), znanego z tego, że chroni serce.

Mięśnie i stawy

W tym samym czasie mięśnie zaczynają tracić siłę i wytrzymałość. Jest to moment, w którym należy rozpocząć ćwiczenia fizyczne, by utrzymać dobre napięcie mięśniowe oraz równowagę, co pozwoli uniknąć upadków i osłabienia w późniejszym życiu. Zaczyna brakować również kolagenu, którego stawy potrzebują jako środka smarującego, dlatego ważne jest ciągłe poruszanie się, aby zapewnić stawom zachowanie ruchomości. Estrogen sprawia, iż kolagen pozostaje elastyczny, dlatego po menopauzie mięśnie i więzadła dna miednicy mogą zacząć obwisać i spowodować opadnięcie macicy, odbytnicy czy pęcherza. Aby tego uniknąć, ważne jest utrzymanie dobrego tonusu mięśniowego dna miednicy.

Kości

W czasie menopauzy zaburzeniu ulega równowaga zdrowotna kości, mimo że pogorszenie w obrocie metabolicznym tkanki kostnej zachodzi już kilka lat wcześniej. Normalnie zaangażowane w to komórki – osteoblasty i osteoklasty – pracują w harmonii. Pierwsze budują tkankę kości, podczas gdy drugie ją usuwają. Podczas menopauzy i po niej osteoklasty stają się bardzo aktywne, tak więc więcej kości jest usuwanej niż odtwarzanej. W rezultacie kość staje się bardziej porowata, traci swą gęstość i siłę.

Jednocześnie niedobór estrogenu utrudnia organizmowi korzystanie z witamin i minerałów niezbędnych do zachowania dobrego stanu kości. Witaminy mające wpływ na ich budowę, np. D, oraz takie minerały jak wapń stają się trudniej przyswajalne. Mniej wydajnie wykorzystywana jest też kalcytonina – hormon, który reguluje ilość wapnia w organizmie – przez co następuje większa utrata tego pierwiastka, narażająca kości na złamania.

Piersi i brzuch

Rozmiar i kształt piersi zacznie się zmieniać. Niestety, ćwiczenia gimnastyczne nie przywrócą ich poprzedniej pełności, ponieważ w piersiach nie ma mięśni. Tkanka piersi zmienia się z powodu braku estrogenu, w rezultacie czego jest w nich mniej tkanki gruczołowatej, a więcej tłuszczowej.

Można natomiast zrobić coś w sprawie poszerzającej się w tym okresie talii. Utrzymuj równowagę między tym, ile jesz i ile się ruszasz. W miarę upływu lat metabolizm spowalnia. Oznacza to, że jeśli nie będziesz dużo ćwiczyć, nie będziesz już spalać tej samej ilości kalorii co dawniej. Jeśli w wieku 48 lat będziesz nadal jeść tyle, ile jadłaś w wieku 38 lat, przytyjesz. Ćwiczenia brzucha zapewnią ci płaski brzuch, a także wzmocnią mięśnie potrzebne do utrzymywania kręgosłupa. Dopilnuj, by w twojej diecie było dużo błonnika, i dużo pij, szczególnie wody.

Mózg

W licznych rejonach mózgu znajdują się receptory estrogenu – np. w hipokampie, w którym magazynujemy wiele różnych informacji i który jest odpowiedzialny za sprawność pamięci. Prowadzone są badania nad tym, w jaki sposób niski poziom estrogenu wpływa na te receptory, a w konsekwencji na to, jak kobiety funkcjonują emocjonalnie oraz intelektualnie w okresie menopauzy. Z pewnych badań wynika np., że estrogen jest naturalnym środkiem uspokajającym, który pomaga nam redukować stany lęku i zamartwiania się.

Mimo że hormonalna terapia uzupełniająca może złagodzić występujące tu objawy, prawdziwa tajemnica tkwi w tym, by ćwiczyć umysł i ciągle stawiać mu nowe wyzwania. Przyjmij filozofię, że „to, co nieużywane, rdzewieje", i rozwiązuj krzyżówki, czytaj, ciesz się stymulującym intelektualnie towarzystwem oraz wydarzeniami, opanowuj nowe umiejętności, przyswajaj sobie różne idee i koncepcje.

Progesteron

Po zajściu owulacji, nawet jeśli jajo nie zostało zapłodnione, ponownie wzrasta wydzielanie estrogenu oraz wytwarzany jest też inny hormon – progesteron. Również on pogrubia wyściółkę macicy, dzięki czemu staje się ona jeszcze bardziej miękka, podobna do gąbki, w której powstają maleńkie zagłębienia, gdzie zapłodnione jajo może znaleźć bezpieczne miejsce do wzrostu.

Progesteron ma także wpływ na śluz w pochwie, który teraz gęstnieje, tak by zniechęcić dalsze nasienie do przedostawania się do jajowodów. Oba hormony działają wspólnie, powodując rozszerzanie i kurczenie się jajowodów, umożliwiające jaju przedostanie się bez przeszkód do macicy, co zajmuje 6–7 dni.

Jeśli jajo nie zostało zapłodnione, około 28. dnia cyklu miesięcznego wytwarzanie tych dwóch hormonów dość gwałtownie spada, co wywołuje wydalanie wyściółki macicy, innymi słowy krwawienie miesiączkowe. Kiedy następuje spadek poziomów hormonów, mogą wystąpić też inne objawy, takie jak nadwrażliwość piersi, wahania nastroju, zatrzymanie płynów, czyli klasyczne symptomy zespołu przedmiesiączkowego (PMS). Jeśli sięgniesz pamięcią, uświadomisz sobie, że twoje regularne dolegliwości każdego miesiąca z powodu PMS były właśnie miniaturowym odpowiednikiem menopauzy.

Po czym poznam, że to menopauza?

Nie można z góry dokładnie przewidzieć, kiedy pojawi się menopauza, jednak średnio w Wielkiej Brytanii wypada ona u kobiet między 48. a 55. rokiem życia. Przeprowadzono pewne badania, by wykazać, czy wiek, w którym kobieta zaczyna miesiączkować, może wiązać się z wiekiem, w którym doświadczy menopauzy. Wiele kobiet ma ją w tym samym okresie, co ich matki. Jeśli okres dojrzewania wystąpił u ciebie wcześnie, może pojawić się wcześniejsza menopauza niż u pań, które zaczęły miesiączkować później, lecz to nie jest bynajmniej udowodnione.

Większość kobiet orientuje się, że wchodzą w menopauzę, na podstawie objawów i samopoczucia. Natomiast – jak wcześniej wspomnieliśmy – analizy krwi wykazujące poziom estrogenu i progesteronu nie są szczególnie pewne ani konieczne. W większości przypadków nie jest też potrzebne oznaczenie poziomu FSH. Niemniej 1 proc. 40-letnich kobiet doświadcza przedwczesnej niewydolności jajników. Jeśli masz mniej niż 45 lat, odczuwasz pewną liczbę niewyjaśnionych objawów i normalnie nie spodziewałabyś się w tym wieku menopauzy, powinnaś zgłosić się do poradni specjalistycznej.

Wczesna menopauza

Jeśli objawy menopauzalne zaczną pojawiać się u ciebie przed 45. rokiem życia, będziesz doświadczała tego, co we współczesnej medycynie uważa się za menopauzę przedwczesną lub wczesną. Istnieje kilka powodów jej występowania.

- Niektóre kobiety po prostu rodzą się z mniejszą liczbą jajeczek w jajnikach.
- Jeśli przeszłaś chemoterapię z powodu dowolnego nowotworu lub radioterapię ze względu na raka miednicy, istnieje ryzyko, że wiele jaj zostało zniszczonych.
- Choroby wirusowe, jak np. świnka, mogą zniszczyć jaja.
- Niewykluczone, że również stres, nałogowe palenie (palaczki doświadczają menopauzy średnio o dwa lata wcześniej), nadużywanie alkoholu oraz dziedziczność odgrywają rolę w zmniejszaniu liczby jaj.
- Choroby autoimmunizacyjne, jak np. reumatoidalne zapalenie stawów, mogą niekiedy sprawić, że organizm zaczyna wytwarzać przeciwciała, które atakują jajniki i niszczą znajdujące się w nich jaja.
- Operacja. W zależności od jej przyczyn histerektomia (usunięcie macicy) może być wykonana na kilka sposobów. Częściowa histerektomia oznacza, że usunięte zostają macica i szyjka, ale jajniki i jajowody pozostają nietknięte. Estrogen jest nadal wytwarzany i jajeczkowanie odbywa się, lecz nie ma miesiączki. U młodszych kobiet, u których przeprowadzono taki zabieg, o 30 proc. wzrasta prawdopodobieństwo wczesnej menopauzy. Z kolei całkowite wycięcie macicy polega na usunięciu również jajników i jajowodów. Zabieg taki automatycznie wywołuje wczesną menopauzę. Nagły spadek poziomu estrogenu – w odróżnieniu od powolnego obniżania się go w przypadku przeciętnej menopauzy – może wywołać bardzo poważne objawy zarówno fizyczne, jak i psychiczne. W celu leczenia ich stosowana jest hormonalna terapia uzupełniająca.

Jeśli wczesna menopauza nie jest wywołana zabiegiem chirurgicznym, występujące objawy są czasami odmienne od tych w przypadku przeciętnej menopauzy, dlatego często upływa trochę czasu, zanim zostaje postawiona poprawna diagnoza. Chociaż kobieta może odczuwać uderzenia gorąca oraz inne klasyczne symptomy menopauzalne, często nie przypisuje ich menopauzie. Główną wskazówką są nieregularne miesiączki i to jest powód, z którego większość młodych kobiet w końcu idzie do lekarza.

Na tym etapie lekarz najprawdopodobniej założy, że występują inne przyczyny zmiennych miesiączek, np. ciąża, gwałtowny spadek wagi (być może z powodu drakońskiej diety), zbytnia otyłość, nadmiar ćwiczeń fizycznych, a nawet sprawa pozornie tak banalna jak stres. Ewentualności te należy wyeliminować, zanim podejrzenie przedwczesnej menopauzy zostanie zweryfikowane przez badania.

Głównym testem stosowanym na tym etapie będzie analiza krwi, mająca na celu oznaczenie poziomów hormonów – nie tylko FSH, lecz także LH i prolaktyny. Jednocześnie lekarz prawdopodobnie pobierze próbki krwi, by ocenić funkcjonowanie tarczycy, ponieważ zaburzenia tego organu także mogą wpływać na miesiączki. Jeśli wyniki będą wskazywać na to, że rzeczywiście wchodzisz w menopauzę, możesz zostać odesłana do ginekologa w celu przeprowadzenia dalszych badań, precyzyjnie ustalających, dlaczego zachodzi menopauza – czy jest spowodowana po prostu brakiem jaj, czy też istnieje inna przyczyna. Badanie ultrasonograficzne (USG) da obraz jajników i wykaże, czy występują torbiele albo inne choroby.

Kiedy diagnoza zostanie potwierdzona, często proponuje się hormonalną terapię uzupełniającą. Brak estrogenu naraża młodsze kobiety na większe ryzyko osteoporozy i choroby serca, ponieważ organizm dużo wcześniej traci ochronny parasol estrogenu.

Pogodzenie się z wcześniejszą menopauzą oraz świadomością, że nie może mieć więcej dzieci, choć jest w wieku, kiedy normalnie byłaby nadal płodna, może być dla młodej osoby ogromnie trudne. Dzisiaj jednak kobieta, która chciałaby założyć rodzinę lub mieć więcej dzieci, ma pewne możliwości. Do pobudzania jajeczkowania przydatne są takie leki jak klomifen. Jeśli metoda ta zawiedzie, inną możliwością – o ile masz macicę – jest donacja jaja. Kiedy w probówce nastąpi zapłodnienie nasieniem twojego partnera, jeden lub dwa zarodki mogą zostać umieszczone w macicy, podczas gdy pozostałe można zamrozić do ewentualnego wykorzystania później, na wypadek gdyby pierwszy zabieg się nie powiódł.

Bez względu na to jaką podejmiesz decyzję, nie zapominaj o poradnictwie rodzinnym, które w leczeniu wczesnej menopauzy ma zasadnicze znaczenie.

To było jak utrata bliskiej osoby, tyle że nie opłakiwałam utraty jednego dziecka, a wszystkich tych, których nie mogłam już mieć. Rozważaliśmy zapłodnienie *in vitro*, lecz jest kosztowne, a współczynnik niepowodzeń wysoki. Wystawiło to nasze małżeństwo na ogromną próbę i w końcu udałam się do poradni rodzinnej. W trakcie spotkań dołączył do mnie mąż, ponieważ oczywiście on też stracił coś bardzo cennego.

Późna menopauza

Późna menopauza może wystąpić głównie u kobiet z nadwagą. Jeśli skończyłaś 55 lat i nadal miesiączkujesz, może to być zupełnie normalne, ale warto przebadać się, by mieć pewność, że wszystko jest w porządku. Minusem późnej menopauzy jest to, że organizm dłużej wytwarza estrogen, a to zwiększa ryzyko raka piersi i macicy. Rozsądnymi środkami zapobiegawczymi są regularne sprawdzanie piersi, przeprowadzanie mammografii co trzy lata i regularne poddawanie się cytologii oraz badaniu ginekologicznemu.

Antykoncepcja

Przez cały okres okołomenopauzalny należy pamiętać, że nadal jesteś płodna, możesz więc zajść w ciążę. Niektórym kobietom to odpowiada, lecz nie każda chce zakładać rodzinę czy ją powiększać w wieku czterdziestu kilku lub nawet pięćdziesięciu kilku lat. Jeśli zawsze stosowałaś doustną tabletkę antykoncepcyjną, zawarty w niej estrogen pomoże złagodzić objawy powodowane obniżaniem się poziomu naturalnego estrogenu. Możesz woleć zażywać preparaty zawierające jedynie progestagen, który stosuje się raz dziennie, by zapobiec owulacji. Jeśli zdecydujesz się na hormonalną terapię uzupełniającą, pamiętaj, że nie jest to środek antykoncepcyjny, ponieważ podawane w jej ramach dawki estrogenu są znacznie mniejsze. Musisz nadal stosować antykoncepcję dającą pewność.

Jeśli jesteś mężatką lub masz stałego partnera, możesz zdecydować się na przejście na inną formę antykoncepcji, taką jak krążek maciczny czy prezerwatywy. Niektóre kobiety decydują się na wkładkę śródmaciczną. Jest ona odpowiednia dla wielu dojrzałych kobiet, chociaż być może będziesz musiała ją usunąć, jeśli miesiączki staną się bardzo obfite. Istnieją nowe rodzaje wkładek śródmacicznych, takie jak Mirena, zawierająca lewornorgestrel i zapewniająca ochronę antykoncepcyjną przez trzy lata, zanim trzeba ją usunąć. Korzyścią wynikającą z jej stosowania jest brak miesiączek. Może być zastosowana jako progestagenowy komponent hormonalnej terapii uzupełniającej.

Ponieważ będziesz nadal chodziła na regularne wizyty kontrolne w związku z wybraną metodą antykoncepcji, będziesz miała okazję przedyskutować, co można stosować w okresie okołomenopauzalnym, z lekarzem z poradni planowania rodziny, pielęgniarką w przychodni specjalistycznej czy lekarzem rodzinnym. Eksperci są zgodni co do tego, że jeśli jesteś w wieku pomiędzy 45. a 50. rokiem życia, powinnaś nadal stosować jakąś formę antykoncepcji jeszcze przez dwa lata po ostatniej miesiączce. Jeśli skończyłaś już 50 lat, okres ten można skrócić do roku.

Czy to jest menopauza?

Objawy fizyczne	brak	łagodne	umiar-kowane	poważne
Uderzenia gorąca				
Nocne poty				
Palpitacje (kołatanie) serca				
Nieregularne miesiączki				
Wysiłkowe nietrzymanie moczu				
Suchość pochwy				
Podrażnienie pochwy				
Przybieranie na wadze				
Cieńsze włosy i skóra				
Bóle głowy				
Utrata napięcia mięśniowego				
Zmęczenie, bóle stawów				
Zaparcia, zespół wrażliwego jelita				
Choroba przyzębia (paradontoza)				
Objawy psychiczne				
Bezsenność				
Słaba pamięć i koncentracja				
Depresja				
Lęk				
Zmniejszone libido (popęd płciowy)				
Wahania nastroju				

Punkty:

0 – brak objawów
1 – łagodne objawy
2 – umiarkowane objawy
3 – poważne objawy

Interpretacja wyników

0–6: Wynik okołomenopauzalny. Występujące u ciebie łagodne objawy mogą być spowodowane innymi czynnikami. Udaj się do lekarza, aby omówić te symptomy, szczególnie jeśli utrudniają ci życie bądź są uporczywe lub się pogłębiają. Czasami pomóc może prosta korekta diety bądź stylu życia, a może lekarz doradzi inne sposoby postępowania.

7–13: Występuje tu wystarczająco dużo objawów, by menopauza wpływała na jakość twojego życia. Udaj się na serię badań dla zdrowych kobiet, porozmawiaj ze swoim lekarzem.

14–20: Objawy są bardziej poważne i prawdopodobnie w znacznym stopniu wpływają na twoją zdolność radzenia sobie z codziennym życiem. Udaj się do lekarza, by omówić możliwe sposoby leczenia.

21 I WIĘCEJ: Zdecydowana mniejszość kobiet doświadcza takiej menopauzy, która wywraca ich życie do góry nogami, ty jednak do nich należysz. Skoro odczuwasz tak szeroki zakres poważnych objawów, bardzo pomocna może być hormonalna terapia uzupełniająca, choć możesz też preferować podejście bardziej naturalne.

Rozdział drugi

Co dzieje się z twoim organizmem

Niektóre kobiety łatwo przechodzą menopauzę, prawie jej nie zauważając. Innym objawy menopauzalne doskwierają przez całe lata, wywracając całe życie do góry nogami. Większość natomiast doznaje tylko pewnych objawów, które utrudnią życie, a od czasu do czasu ma poczucie, jakby przestały poznawać siebie i swoje ciało.

Gros fizycznych objawów menopauzy – uderzenia gorąca, nocne poty, nieregularne miesiączki – jest wynikiem zmian hormonalnych, które zachodzą w organizmie. Poziom estrogenu nie obniża się stopniowo i równomiernie. Bywa, że waha się on dość gwałtownie, zanim w końcu ustabilizuje się na niższym poziomie. Podobnie poziom innych hormonów związanych z układem rozrodczym: progesteronu, hormonu folikulotropowego (FSH) i luteinizującego (LH).

Mniej więcej w tym czasie w organizmie zachodzą również inne zmiany, które uważa się za skutek obniżenia lub wahań poziomu hormonów. Mogą one obejmować problemy związane z pęcherzem, takie jak wyciek moczu i infekcje, oraz bóle mięśni i stawów. Spadek poziomu hormonów można również obarczyć odpowiedzialnością za przybieranie na wadze, przerzedzenie włosów i starzenie się skóry.

Główne objawy

Uderzenia gorąca

Są to objawy występujące najczęściej, w większym lub mniejszym stopniu doświadczane przez ponad 80 proc. kobiet. U wielu kobiet uderzenia gorąca występują w okresie dwóch lat od czasu ostatniej miesiączki, a u niektórych utrzymują się do pięciu lat po menopauzie. U małej grupy uderzenia gorąca mogą pojawiać się przez dziesięć lat lub więcej.

Wrażenie jest niezwykłe, w niczym nie przypomina pocenia się w czasie wysiłku czy opalania na słońcu. Dla wielu najgorszym aspektem dolegliwości jest jej nieprzewidywalność – nie ma czasu, by się przygotować na uderzenie gorąca, ponieważ najczęściej nadchodzi ono ni stąd, ni zowąd. Innym razem może przyjść w trakcie ćwiczeń fizycznych lub wykonywania większego wysiłku, np. mycia podłogi. Niektóre kobiety doświadczają uderzeń gorąca również wtedy, gdy są zdenerwowane lub spięte.

Siedziałam np. na zebraniu i nagle czułam, że się zaczyna. Nie było czasu, żeby cokolwiek zrobić – działo się to dosłownie w ciągu kilku sekund od tego pierwszego wrażenia ciepła i uczucia ciśnienia rozchodzącego się po mojej głowie, szyi i górnej części ciała. Wiem, że nie robiłam się czerwona, mimo że takie miałam wrażenie, ale twarz ociekała mi potem i pot spływał mi między piersiami. Nigdy nie trwało to długo, ale w złe dni miewałam uderzenia gorąca co godzinę.

Ten nagły wzrost ciepłoty obejmuje całe ciało od palców stóp do czubka głowy, mimo że zwykle odczuwa się go głównie na twarzy i szyi. Niektóre kobiety rumienią się na twarzy i szyi, inne po prostu pocą się i czują, jak pot spływa im po plecach, pod pachami, pomiędzy piersiami. Większość kobiet odczuwa też przyspieszone bicie serca, a niektóre cierpią nawet na jego kołatanie oraz bóle głowy. W ciężkich przypadkach uderzenia gorąca mogą występować 5–6 razy na godzinę przez cały dzień. Z reguły uderzenie trwa około trzech minut, a potem zazwyczaj pojawia się uczucie przechodzenia od absolutnego przegrzania do zimna i dreszczy.

Przyczyny

Dokładne przyczyny uderzeń gorąca nie są jeszcze znane, ale uważa się, że występują one pod wpływem sprzecznych sygnałów na temat temperatury ciała, odbieranych przez mózg. Ciepłotę ciała kontroluje podwzgórze. Jeśli uważa, że temperatura ciała jest zbyt wysoka, wysyła informacje, by rozszerzyć naczynia krwionośne w celu zwiększenia ilości krwi przepływającej pod powierzchnią skóry. Z jakiegoś powodu w trakcie menopauzy podwzgórze jest mniej niezawodne. W czasie uderzenia gorąca zwiększenie przepływu krwi jest bardzo gwałtowne i towarzyszy mu wzmożenie tętna i pracy serca.

Co można zrobić?

Uderzenia gorąca wydają się częściej występować latem i w ciepłym otoczeniu, dlatego rady dotyczące ubioru (podane poniżej) są tym istotniejsze w cieplejszych miesiącach roku.

W opanowaniu uderzeń gorąca z powodzeniem może pomóc hormonalna terapia uzupełniająca. W pewnych przypadkach pacjentka doświadcza ulgi już po dwóch tygodniach, ale przeważnie musi upłynąć około trzech miesięcy, zanim odczujemy pełne korzyści. W ograniczeniu liczby uderzeń gorąca skuteczne mogą być tabletki Dixaritu (clonidine w małej dawce), stosowanego w terapii nadciśnienia tętniczego. Jego działanie polega na zmniejszaniu prawdopodobieństwa, że naczynia krwionośne rozluźnią się i rozszerzą.

Jest też kilka spraw, które można zrobić dla siebie samej, a które przynajmniej zmniejszą dyskomfort uderzeń gorąca.

- Wskazane jest ubieranie się warstwami, co umożliwia zdejmowanie z siebie czegoś w czasie uderzenia i nakładanie ponownie, gdy ustąpi. Wybieraj ubrania z naturalnych materiałów, takich jak bawełna czy len, zamiast syntetycznych, jak np. poliester, ponieważ te drugie przywierają do ciała, gdy się pocisz. Pomoże również pozostawienie niezakrytej szyi, dlatego unikaj golfów, ubrań, które zapina się pod szyję, oraz apaszek. Wybieraj luźne bluzki, z dekoltem okrągłym lub w szpic.

- Jeśli uderzenie gorąca zdarza się, gdy jesteś w miejscu publicznym, po prostu zdejmij z siebie jedną warstwę ubrania, aż uderzenie przejdzie. Jeśli musisz często uczestniczyć w zebraniach, zastanów się nad braniem z sobą wentylatora na baterie (chociaż niektóre panie uznają, że to tylko zwróci uwagę na to, co się z nimi dzieje!) i pij dużo zimnej wody. Oczywiście w domu znacznie łatwiej jest po prostu zrzucić z siebie ubranie czy nawet wziąć zimny prysznic.
- W miarę możliwości nie przejmuj się tymi uderzeniami – niektóre kobiety mówią, że im bardziej są zestresowane, tym więcej mają uderzeń. Kiedy czujesz, że objaw nadchodzi, spróbuj oddychać powoli i głęboko przez cały czas, a być może zmniejszy to jego intensywność.
- Zwróć uwagę na to, co jesz. Pewne pokarmy zdają się wywoływać uderzenia gorąca, dlatego unikaj ostrych potraw, alkoholu oraz napojów, które zawierają kofeinę, takich jak herbata, kawa czy coca-cola. Zmniejsz spożycie cukru i soli. Pij dużo zwykłej wody.
- Przestań palić. Nikotyna wpływa na krążenie i uważa się, że zwiększa prawdopodobieństwo uderzeń gorąca.
- Jak najwięcej się ruszaj. Niektóre badania wykazały, że kobiety, które regularnie wykonują ćwiczenia fizyczne, doświadczają mniej uderzeń gorąca.

Nocne poty

Nie każda kobieta będzie pociła się w nocy. Doświadczanie uderzeń gorąca w dzień wcale nie oznacza, że będziesz spływała też potem nocą, chociaż kobiety, które obficie pocą się w nocy, mają też uderzenia gorąca w dzień.

Nocne poty podobne są do uderzeń gorąca, lecz często – dużo silniejsze.

> Budziłam się w nocy kompletnie przemoczona potem i raz lub dwa razy w tygodniu musiałam zmieniać pościel, szczególnie latem, kiedy było cieplej. Problem w tym, że nocne poty całkowicie zaburzyły mój sen, więc nawet kiedy już minęły, budziłam się kilka razy w nocy.

Co można zrobić?

Podobnie jak w przypadku uderzeń gorąca należy utrzymywać otoczenie w optymalnym chłodzie.

- Pamiętaj, by twoja pościel oraz strój do spania wykonane były z bawełny, a nie nylonu, poliestru, jedwabiu czy satyny, ponieważ materiały te zwykle przylegają do ciała. Możesz odkryć, że najwygodniej jest ci spać nago. Śpij raczej pod kilkoma warstwami prześcieradeł i koców niż pod jedną grubą. Jeśli korzystasz z kołdry, zawsze podkładaj pod nią prześcieradło lub cienki pled. Kiedy się zgrzejesz, możesz zrzucić kołdrę z wierzchu i nie narazisz się na zmarznięcie, mając prześcieradło czy cienki pled do przykrycia.
- Przy łóżku trzymaj miseczkę z wodą, myjkę lub ręcznik do rąk, by móc się ochłodzić, oraz dzbanek czy butelkę świeżej wody do uzupełnienia płynu utraconego z potem.
- Dobrze wietrz pokój, nawet zimą. Lepiej jest szczelnie się w nocy opatulić niż włączać w sypialni ogrzewanie. Warto mieć w nocy otwarte okno, by świeże powietrze przez cały czas wpadało do pokoju.
- Przed spaniem wykonuj ćwiczenia relaksujące, by całkowicie się odprężyć. Jeśli obudzisz się w nocy, powtórz ćwiczenia; wówczas będziesz odpoczywać, nawet jeśli przez pewien czas nie zaśniesz.

Bezsenność

W okresie menopauzy możesz mieć kłopoty ze snem spowodowane poceniem się. Ponadto trudniej będzie ci się zasypiało i możesz po kilka razy budzić się nocą. Niski poziom estrogenu wydaje się wpływać również na jakość snu, więc nawet jeśli nie budzisz się w nocy, rano nie czujesz się wypoczęta, a wstanie z łóżka i rozpoczęcie dnia jest naprawdę dużym wysiłkiem.

Przerywany czy lekki sen daje efekt domina. Prowadzi do przemęczenia, irytacji, stresu i przygnębienia. Brak snu może wzmacniać wiele negatywnych odczuć, jakie kobieta miewa w stosunku do siebie, gdy przechodzi menopauzę, dlatego ważne jest, byś w jakiś sposób rozwiązała problem niedostatku snu.

Jeśli jesteś mężatką lub żyjesz z kimś w związku, twoje ciągłe przewracanie się w łóżku oraz gorąco, jakie wydzielasz, może naturalnie wpływać także na partnera.

Co można zrobić?

Jeśli bezsenność wywołana jest nocnymi potami, wypróbuj rozwiązania podane powyżej. Jeśli nie jesteś pewna, dlaczego źle sypiasz, warto udać się do lekarza i omówić z nim możliwe przyczyny. Mogą one mieć charakter emocjonalny bądź fizyczny; w obu przypadkach lekarz być może będzie mógł zalecić właściwe lekarstwo bądź terapię.

Zanim jednak zaczniesz stosować jakiekolwiek leki, takie jak tabletki nasenne czy środki antydepresyjne, które zaleci lekarz, wypróbuj pewne środki, by samemu poradzić sobie z tym problemem.

- Czynności wykonywane przed snem powinny być możliwie relaksujące. Przynajmniej na godzinę wcześniej postaraj się powoli odprężać po ciężkim, napiętym dniu. Weź ciepłą, ale nie gorącą kąpiel, stonuj oświetlenie w sypialni, a kiedy już będziesz w łóżku, posłuchaj muzyki lub nagrania ulubionej książki zamiast ostatnich wiadomości.

- Nawet jeśli bardzo źle spałaś w nocy, postaraj się nie drzemać w ciągu dnia. Dobrze jest trzymać się ustalonego rytmu i kłaść spać co wieczór mniej więcej o tej samej porze.
- Niektórym kobietom pomaga wypicie czegoś ciepłego. Godne polecenia jest mleko, należy unikać natomiast wszelkich napojów z kofeiną, dlatego nie wchodzi w rachubę np. gorąca czekolada.
- Nie wykonuj wieczorem ćwiczeń fizycznych. Mimo że niektórzy twierdzą, że powinny cię one zmęczyć, mogą też pobudzić. Wieczorem najlepszą formą „gimnastyki" jest relaks, łagodne poprzeciąganie się bądź seks z partnerem.
- Uważnie i krytycznie przyjrzyj się swojemu materacowi. Jeśli ma ponad dziesięć lat, najwyższy czas go zmienić. Jeśli masz problemy z kręgosłupem, materac musisz wybrać szczególnie starannie. Większość ludzi wie, że należy unikać miękkich materacy, ale zbyt twardy może być równie nieodpowiedni, gdyż nie podpiera odpowiednio kręgosłupa. Jeśli dzielisz z kimś łóżko, możesz rozważyć zakup materaca dzielonego, tak byście sobie w nocy mniej przeszkadzali, a jednocześnie mieli dużo dodatkowego miejsca.
- Kiedy budzisz się w nocy, postaraj się tym nie martwić. Jeżeli nie jesteś zupełnie rozbudzona, po prostu leż spokojnie na plecach czy boku i odpoczywaj. Jeśli zaś czujesz, że nie będziesz mogła już zasnąć, warto wstać na chwilę i poczytać książkę, uszyć czy zrobić coś na drutach, zanim wrócisz do łóżka.
- Wypróbuj także niektóre metody naturalne, podane w rozdziale 7.

Suchość pochwy

Niski poziom estrogenu wysusza pochwę, a jej wyściółka staje się cieńsza. Ten brak nawilżenia może powodować, że stosunki płciowe są bolesne, co z kolei prowadzi do mitu, że seks po menopauzie nie sprawia kobietom satysfakcji (niemniej spadek poziomu hormonów może mieć fizjologiczny wpływ na libido).

Prawdą jest, że jeśli stosunek jest bolesny, prawdopodobnie masz mniejszą ochotę na kochanie się, ale oczywiście mogą być też inne czynniki w twoim życiu i związku partnerskim, które oddziałują na libido. Jednak z samym brakiem nawilżenia można poradzić sobie na czysto fizjologicznym poziomie, a wiele kobiet uważa, że seks sprawia im taką samą przyjemność, o ile nie większą jak przedtem, gdyż minął strach przed zajściem w ciążę.

Ważne jest, by utrzymywać te miejsca nawilżone, gdyż sucha pochwa wpływa na całą okolicę genitalną oraz jest bardziej wrażliwa na swędzenie, bolesność i zapalenia.

CO MOŻNA ZROBIĆ?

- Jeśli pójdziesz do lekarza, może on zaproponować ci hormonalną terapię uzupełniającą. Ponadto są też kremy estrogenowe, które można stosować miejscowo. Jeśli wolisz, możesz kupić w aptece bez recepty żel do pochwy i stosować go do nawilżenia tej okolicy. Żel jest tak opracowany, by przylegał do ścianek pochwy, więc jedno posmarowanie wystarcza nawet na cztery dni, toteż wystarczy używać go dwa razy w tygodniu.
- Regularne stosunki płciowe lub masturbacja pomogą utrzymać pochwę zdrową i wywołać naturalne nawilżenie.
- Przed kochaniem się stosuj żel oparty na wodzie, taki jak KY Jelly, i nie używaj do pochwy żadnych kremów, pudrów ani perfum, gdyż mogą ją podrażnić. Musisz też uważać na płyny do kąpieli i perfumowane emulsje oraz pamiętać, by nie myć okolicy genitaliów mydłem ani żelem pod prysznic.

BÓLE I „STRZYKANIE" W KOŚCIACH

Często kobieta zbliżająca się do menopauzy zaczyna odczuwać takie objawy jak bóle stawów lub kręgosłupa czy też dyskomfort w brzuchu i jelitach. Są to powszechne oznaki menopauzy, w części powodowane obniżonym poziomem estrogenu. W większości przypadków nie są natomiast nieuchronnym „skutkiem starzenia się", z którym musisz się pogodzić!

Niedobór estrogenu wywołuje redukcję kolagenu. Te włókna białkowe wspomagają mięśnie, stawy i tkankę łączną. Przy mniejszej ilości kolagenu najprawdopodobniej możesz odczuwać bóle w stawach i mięśniach. Jednak nie jest to spowodowane nadmiernym zużyciem stawów, które prowadzi do osteoartrozy, toteż nie ma obawy, że zbyt dużo ćwiczysz. Prawdę mówiąc, teraz jest szczególnie ważne, byś kontynuowała ćwiczenia fizyczne, tak by wzmocnić mięśnie i utrzymać giętkość stawów.

Niemniej często występujące bóle w stawach czy mięśniach powinny być zbadane, udaj się więc do lekarza. Powszechnym problemem u kobiet w średnim wieku jest tzw. zespół cieśni nadgarstka. Może on zacząć się od drętwienia czy mrowienia w palcach, dłoniach i przedramieniu. Spowodowane jest to zatrzymaniem wody oraz zwężeniem kanału w nadgarstku, gdzie przebiegają nerwy przenoszące sygnały z mózgu do dłoni. Zespół cieśni nadgarstka bywa bardzo bolesny, jeśli występuje ucisk na nerw. Lekarz może zapisać ci środek moczopędny, by pozbyć się nadmiaru wody, oraz lek przeciwzapalny. Pomocny jest odpoczynek. Przez pewien czas być może będziesz musiała mieć w nocy szyny na nadgarstkach. Niekiedy objawy łagodzi prosty zastrzyk steroidowy w kanał nadgarstka. W rzadkich przypadkach może być konieczny zabieg chirurgiczny w celu otwarcia kanału i uwolnienia nerwu.

Układ pokarmowy

W tym okresie często występują zaparcia, nawet jeśli zawsze regularnie się wypróżniałaś i jesz rozsądnie. Estrogen odgrywa rolę w zapewnianiu regularnych ruchów jelit, toteż gdy jest go mniej, możesz zauważyć, że twoje wypróżnienia są rzadsze, a stolce twardsze, suchsze i mniejsze.

Innym problemem, na który skarżą się kobiety, są wzdęcia i wiatry.

> Było to bardzo dziwaczne. Rano, gdy się budziłam, mój brzuch był całkiem płaski i nie bolał, lecz przed lunchem zaczynał obrzmiewać, tak że czułam, jak opina mi się na nim ubranie. Po południu zaczynałam mieć wiatry, ale zdawało się, że nie mają wpływu na wydęcie brzucha – zmniejszał się on dopiero następnego dnia rano.

Zanim uciekniesz się do środków przeczyszczających, najlepszym rozwiązaniem, jeśli chodzi o zaparcia, jest bogata w błonnik dieta, złożona zwłaszcza ze świeżych owoców i warzyw. Figi i suszone śliwki są tradycyjnym środkiem awaryjnym, który skutkuje u wielu kobiet, lecz poza błonnikiem należy pić dużo płynów, najlepiej niegazowanej wody mineralnej (herbata i kawa są diuretykami, więc wypicie nawet kilku filiżanek herbaty odniesie tylko niewielki skutek w nawilżeniu jelit). Zaleca się dwa litry wody dziennie w celu utrzymania sprawności układu pokarmowego. Zamiast mieć przy sobie dwulitrową butelkę wody, staraj się pić ją małymi szklankami – osiem czy dziewięć dostarczy ci wystarczającej ilości płynów.

Jeśli chodzi o wzdęcia i wiatry, niektórzy eksperci mówią, że pomóc może ograniczenie spożycia pokarmów, które wywołują fermentację w żołądku, czyli takich jak drożdże (czy to w wyciągu z drożdży, chlebie czy pizzy) oraz cukru.

Również hormonalna terapia uzupełniająca – jeśli ją stosujesz – może wywoływać wzdęcia, o ile dawka estrogenu jest zbyt duża. Z drugiej strony, progesteron znany jest z tego, że powoduje zaparcia oraz zatrzymanie płynów, więc może po prostu trzeba lepiej dobrać dawkę.

Kłopoty z pęcherzem

W czasie menopauzy mamy podobne problemy z drogami moczowymi jak z pochwą, ponieważ stają się one cieńsze i suchsze. W tym czasie możesz stać się bardziej podatna na zakażenia, takie jak zapalenie pęcherza i pleśniawki.

Wiele kobiet najpierw doświadcza problemów z nietrzymaniem moczu podczas ciąży i po urodzeniu dziecka, kiedy mięśnie miednicy osłabiają się z powodu wysiłku. Może to powrócić w okresie menopauzy z powodu braku kolagenu w skórze, który aż do tego czasu wspomagał takie narządy miednicy jak pęcherz i jelita. Jeśli więzadła podtrzymujące macicę i pochwę osłabną, może nastąpić nawet wypadnięcie macicy (kiedy opada macica, masz wrażenie, jakby coś wpadało do pochwy).

Wysiłkowe nietrzymanie moczu

Jest to najczęściej występujący rodzaj nietrzymania moczu. W pewnym okresie życia doświadcza go mniej więcej 40–50 proc. kobiet. U niektórych już najlżejszy nacisk powoduje nieszczelność pęcherza. U większości wyciekanie pojawia się zaś, gdy są aktywne – ćwicząc energicznie lub niosąc coś ciężkiego. Wysiłkowe nietrzymanie moczu mmogą wywoływać też takie zwykłe sytuacje jak śmiech, kaszel czy kichanie.

> Po raz pierwszy zaobserwowałam problem w trakcie zajęć aerobiku. Na początku była to mała kropelka, ledwie zauważalna, ale sprawa pogorszyła się i w końcu musiałam z tych zajęć zrezygnować. Byłam tym bardzo skrępowana.

Nietrzymanie moczu przy nagłym parciu

Odczucie sygnału, że musisz oddać mocz, niemal jednoczesne z popuszczaniem go jest bardzo krępujące i stresujące. Regularne odwiedzanie toalety może pomóc w uniknięciu wypadków. Stopniowo zwiększaj odstępy pomiędzy wizytami i postaraj się, by za każdym razem całkowicie opróżnić pęcherz.

Mało aktywny pęcherz

Jeśli mocz trzymany jest przez zbyt długi czas, może rozwinąć się zakażenie dróg moczowych, ponadto grozi to rozciągnięciem na stałe pęcherza oraz wyciekiem z niego moczu.

Co można zrobić?

Wiele kobiet stara się radzić sobie samodzielnie, bez szukania pomocy u specjalisty. Chodzą co trochę do toalety oraz używają podpasek, by ukryć sporadyczne nieszczelności. Żyją w strachu przed „katastrofą" i martwią się, by nie było od nich czuć zapachu moczu.

Świadomość, że wiele innych kobiet cierpi na to samo i podobnie jak ty jest zbyt skrępowanych, by szukać u kogoś pomocy, może ci pomóc znosić te dolegliwości. Ankieta przeprowadzona w jednej z przychodni lekarza rodzinnego pod Oxfordem wykazała, że 30 proc. kobiet przechodzących menopauzę cierpiało na problemy związane z drogami moczowymi, ale były zbyt zawstydzone, by wspomnieć o tym lekarzowi. Jeśli zdobędziesz się na odwagę i pójdziesz w tej sprawie do lekarza, na pewno ulży ci świadomość, że nie jesteś wyjątkiem oraz że na różne sposoby można sobie w tym zakresie pomóc. Kiedy problem zostanie sprecyzowany, prawdopodobnie zostaniesz skierowana do specjalisty.

Co można zrobić samemu?

- Pij **dużo wody** – około 2 litrów w ciągu doby to wymóg zdrowego pęcherza i jelit.
- Szklanka lub dwie **soku żurawinowego** mogą pomóc w zmniejszeniu ryzyka zakażeń układu moczowego, natomiast herbata, kawa, alkohol i słodkie napoje, takie jak coca-cola, mogą podrażniać pęcherz.
- Dopóki nie rozwiążesz problemu, będziesz musiała uważnie planować wyjścia z domu, dowiadując się o istniejące po drodze toalety.
- Kontrola nietrzymania moczu jest trudna, jednak na rynku dostępnych jest wiele pomocy. Nie ma potrzeby zaopatrywania się w ręczniki higieniczne czy cięcia w domu zwykłych ręczników (chociaż niektóre nadal preferują tetrowe pieluchy), skoro można dzisiaj kupić przeróżne podpaski i podkłady (jednorazowe bądź nadające się do prania), jak również bieliznę wielokrotnego użytku, pościel oraz przenośne naczynia na mocz dla mężczyzn i kobiet.
- Jeśli problemem jest wysiłkowo dokuczliwe nietrzymanie moczu, możesz nauczyć się ćwiczeń mięśni dna miednicy (patrz dalej).

Twój lekarz może zaproponować hormonalną terapię uzupełniającą, lecz jeśli nie masz innych poważniejszych objawów menopauzalnych, powinnaś być w stanie znacznie poprawić swoją sytuację samą fizjoterapią. Obejmie ona regularne ćwiczenia mięśni dna miednicy. Musisz być cierpliwa, ponieważ upłynie od trzech do sześciu miesięcy, zanim zauważysz istotną zmianę, a ćwiczenia trzeba będzie kontynuować przez dłuższy czas, by utrzymać poprawę.

Jeśli trudno będzie ci rozpoznać mięśnie dna miednicy, specjalista może dostarczyć ci obciążone stożki dopochwowe. Wkłada się je tak jak tampony, a są wytwarzane z różnym obciążeniem. Należy zacząć od najlżejszego, włożyć go do pochwy i używać mięśni dna miednicy, tak by nie pozwolić stożkowi wypaść. Kiedy będziesz już potrafiła utrzymać najlżejszy stożek, spróbuj z kolejnym, aż dojdziesz do najcięższego. Tego rodzaju „podnoszenie ciężarów" może być bardzo skuteczne, jeśli głównym problemem jest słabe napięcie mięśni.

Specjalista może zaproponować również elektroterapię, która umożliwia pobudzenie mięśni w celu zwiększenia ich napięcia. Niektóre urządzenia tego typu możesz używać sama w domu, kiedy nauczysz się ich obsługi. Poza tym, że zabieg spowoduje skurczenie się mięśni, pomoże ci dokładnie zorientować się, o które mięśnie chodzi, tak byś mogła później sama wykonywać ćwiczenia. Techniki biologicznego sprzężenia zwrotnego mogą ci pomóc zidentyfikować właściwe mięśnie i śledzić postępy.

W pewnych przypadkach mogą być potrzebne zabiegi chirurgiczne. Niektóre z nich są bardzo proste, można np. wstrzyknąć kolagen do osłabionej szyjki pęcherza. Inne wiążą się z cięciem i szwami, np. jeśli doszło do wypadnięcia, trzeba je skorygować. Wypadnięcie ma miejsce wtedy, gdy więzadła podtrzymujące macicę, jelito i pęcherz są uszkodzone powysiłkowo. Najczęstszą przyczyną bywa poród, lecz może ono również wystąpić w czasie menopauzy w związku z nadmiernym wysiłkiem z powodu przewlekłych zaparć czy nadwagi. Jeśli zaś taki problem wystąpił w twojej rodzinie, kolagen u ciebie może być słaby z przyczyn genetycznych.

Na koniec chcę powiedzieć, że na rynku jest wiele urządzeń, które mogą pomóc w hamowaniu wycieków w okresie, gdy trwa jeszcze terapia. Większość z nich ma charakter jednorazowy i choć dziś trzeba porozmawiać o nich ze specjalistą, możliwe że w przyszłości prostsze urządzenia, których nie trzeba będzie mierzyć i dopasowywać, takie jak wkładki dopochwowe, będą powszechnie dostępne w aptekach.

Ćwiczenia mięśni dna miednicy

Ćwiczenia te zostały opracowane przez Arnolda Kegela w celu wzmacniania mięśni miednicy po porodzie, lecz są doskonałe również dla pochwy, powodując jednocześnie, że staje się ona bardziej wrażliwa. Ćwiczenie można wykonywać w dowolnym miejscu – siedząc, stojąc czy leżąc, czekając na autobus czy pociąg lub utknąwszy w korku ulicznym – a nikt nie zauważy, że je robisz. Możesz także wykonywać je w trakcie stosunku płciowego, by wzbudzić lub zwiększyć podniecenie. Są jednym z najlepszych sposobów terapii nietrzymania moczu.

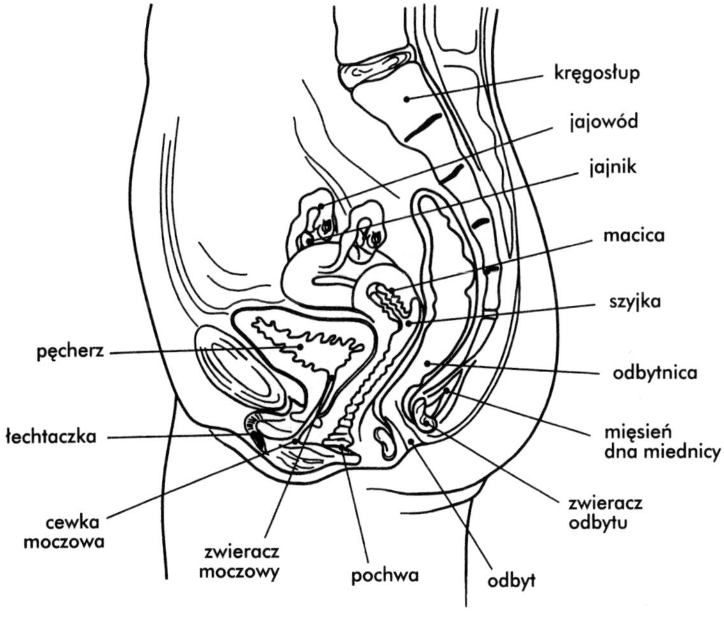

Pierwszy krok polega na wyczuciu, które mięśnie masz ćwiczyć. Najlepiej jest zrobić to na sedesie. Kiedy oddajesz mocz, spróbuj zatrzymać jego strumień. Na początku może to być dość trudne i trochę moczu może nadal się wydostawać, ale im więcej będziesz ćwiczyła, tym łatwiej będzie ci to przychodziło. W końcu powinnaś być w stanie zatrzymać oddawanie moczu całkowicie w połowie wypływu oraz będziesz rozpoznawała doznanie skurczu mięśni dna miednicy.

Na początku wykonuj ćwiczenia dwa razy dziennie, kurcząc i rozluźniając mięśnie 10–15 razy. Jednocześnie staraj się nie kurczyć przy tym mięśni ud ani brzucha. Najpierw łatwiej będzie ci wykonywać te ćwiczenia leżąc na podłodze, ewentualnie z poduszką pod pośladkami. Kiedy zadanie będzie już dla ciebie łatwe, możesz zwiększyć liczbę ćwiczeń do 5–6 dziennie, a potem posunąć się dalej i próbować utrzymać skurcz przez 3–5 sekund, zanim rozluźnisz mięśnie i powtórzysz ćwiczenie. Po miesiącu takiej „gimnastyki" powinnaś zacząć zauważać różnicę w trzymaniu moczu.

Również mężczyźni mogą odnieść pożytek z tych ćwiczeń. Kiedy je opanują, mogą korzystać z nich do kontroli wytrysku oraz czerpania większej przyjemności z seksu.

Bolesne lub guzowate piersi

Podobnie jak i reszta ciała, zmieniają się również twoje piersi. Tracą pełność i mogą zacząć obwisać – co będzie bardziej zauważalne, jeśli są duże. Ponadto maleją brodawki sutkowe.

Dla większości kobiet wygląd piersi nie jest aż tak ważny; bardziej obchodzi je to, jak się czują. Jeśli regularnie cierpiałaś na bolesność, pełność i nadwrażliwość piersi przed miesiączką, rozpoznasz to uczucie. Dyskomfort ten może występować częściej w okresie okołomenopauzalnym i w czasie samej menopauzy. Może też być znacznie bardziej dokuczliwy. Natomiast po menopauzie piersi zazwyczaj przestają być bolesne. Jeśli doznanie to się utrzymuje, powinnaś poradzić się w tej sprawie lekarza.

Przez blisko osiem dni każdego miesiąca moje piersi robiły się pełne i nieprawdopodobnie wrażliwe. Nie tolerowałam najmniejszego dotyku, a nocą mogłam spać tylko na plecach. Co dziwne, zdawało się to nie być w żaden sposób związane z miesiączkami. Uspokoiłam się dopiero wtedy, gdy poszłam do kliniki piersi.

Co można zrobić samemu?

Wszelkie odstępujące od normy doznania czy zmiany w pobliżu piersi powinny być przebadane, choćby po to, by uspokoić się, że wszystko jest w porządku. Rocznie ponad pięć milionów kobiet doświadcza tzw. bólu sutka, jednak w ogromnej większości przypadków nic naprawdę złego się nie dzieje. Elementem problemu związanego z bólem piersi jest lęk, który on wywołuje; być może uspokoi cię świadomość, że bóle tego rodzaju rzadko towarzyszą nowotworowi piersi.

Lekarz może poprosić cię o prowadzenie dziennika przez trzy miesiące w okresie, gdy występuje ból, by ustalić, czy jest on cykliczny (związany z cyklem miesiączkowym), czy też nie. Jeśli jest cykliczny i bardzo dotkliwy, być może lekarz zaproponuje ci olejek z wiesiołka. W wielu przypadkach jest on skuteczny, zażywany w codziennej dawce 3 g. Zwróć jednak uwagę na rodzaj olejku z wiesiołka i upewnij się, że ma właściwą moc (odnosi się to również do innych suplementów, które być może będziesz chciała stosować).

Jeśli nie poczujesz po tym żadnej ulgi, sięgnij po inne środki – danazol czy bromokryptynę – które mogą zostać zaproponowane jako alternatywne leczenie. Oba mają pewne działania uboczne, takie jak przybywanie na wadze, bóle głowy czy mdłości. Lekarz może też przepisać Tamoksyfen (lek podawany w leczeniu raka piersi) w krótkich seriach branych pod starannym nadzorem.

Możesz też spróbować pomóc sobie, korzystając z takich prostych metod jak dobre dopasowanie biustonosza, by zapewniał właściwą podporę. Niektóre kobiety mówią, że pomaga im spanie w wygodnym biustonoszu. Warto też zwrócić uwagę na dietę. Niektóre badania sugerują istnienie związku między bolesnością piersi a zatrzymaniem płynów w organizmie. Zbyt dużo kofeiny oraz dieta bogata w tłuszcz nie są wskazane.

Jeśli ból w piersi nie jest związany z miesiączką (tzn. nie jest cykliczny), może wcale nie pochodzić od piersi tylko z okolicy wokół niej, np. żeber lub mięśni pod piersią. Badanie zlokalizuje go. Zazwyczaj w takiej sytuacji skuteczny jest środek przeciwbólowy, np. ibuprofen.

Guzki w piersi

Najbardziej pocieszającą sprawą, jeśli chodzi o guzki w piersi, jest fakt, że ogromna ich większość nie ma charakteru rakowego. Wiele kobiet może wyczuć u siebie guzki; zazwyczaj jest to łatwiejsze na krótko przed miesiączką. Jeśli regularnie sprawdzasz swoje piersi (najlepiej mniej więcej w tej samej porze miesiąca), dobrze je znasz, zatem kiedy pojawi się nowy guzek, powinnaś go natychmiast zauważyć. W rozdziale 4 podaję instrukcje, jak badać piersi.

W czasie menopauzy często występują torbiele w piersiach, które pojawiają się w miarę starzenia się tkanki piersiowej. Są rozpoznawalne jako gładkie guzki, które zwykle lekko się przesuwają pod wpływem ucisku palca. Duża torbiel jest łatwo wyczuwalna, podczas gdy małe można zlokalizować jedynie dzięki wymacowywaniu ich opuszkami palców. Mogą być bolesne. Jeśli znajdziesz guzek w piersi, pierwszym badaniem jest zazwyczaj mammografia (rentgen piersi) lub USG. Kiedy torbiel zostanie rozpoznana, lekarz wbije w nią bardzo cienką igłę, by wyciągnąć z niej płyn. Zazwyczaj po tym zabiegu torbiel znika, więc żadne dalsze leczenie nie jest konieczne. Jeśli płyn z torbieli jest zabarwiony krwią, zostanie wysłany na specjalistyczne badanie; w innych przypadkach – gdy płyn jest żółtawy – nie przeprowadza się dodatkowych testów.

Torbiel nie jest zapowiedzią raka piersi, a większość kobiet, u których ona wystąpi, miewa tylko jedną, choć niektóre mają ich po kilka w ciągu życia. Ale nawet w tym przypadku, mimo nieco zwiększonego ryzyka raka, nie jest ono poważne.

Zmiany brodawek sutkowych

W miarę przybywania lat odrobinę się zmieniają także brodawki sutkowe – mogą zostać wciągnięte do środka i może z nich wypływać kremowa wydzielina. W większości przypadków nie należy się tym przejmować. Wydzielina z brodawki może wystąpić na skutek zakażenia kanalików, co jest łatwe do wyleczenia, niemniej każda zmiana w brodawkach zawsze powinna być sprawdzona przez lekarza. Prawdopodobnie zostaniesz skierowana na mammografię, by upewnić się, czy żadna z tych zmian nie jest spowodowana nowotworem. Również wszelkie krwawienia z brodawek powinny być jak najszybciej zgłoszone lekarzowi.

Rak piersi

Ryzyko rozwinięcia się raka piersi wzrasta w miarę upływu lat, lecz większość znalezionych guzków okaże się prawdopodobne łagodna.

U niektórych kobiet ryzyko nowotworu jest większe niż u innych. Jeśli należysz do którejkolwiek z podanych niżej grup, zadbaj o to, byś regularnie uczęszczała na badania kontrolne, a jeśli znajdziesz u siebie guzek lub zaobserwujesz jakąś zmianę w kształcie piersi albo brodawki sutkowej, bezzwłocznie zgłoś się do lekarza.

Zwiększone ryzyko zachorowania na raka piersi jest związane z podanymi poniżej okolicznościami:

- **Wywiad rodzinny**. Niektóre kobiety dziedziczą gen, który zwiększa prawdopodobieństwo wystąpienia u nich raka piersi. Ryzyko jest większe, jeśli bliski członek rodziny miał raka piersi (lub jajników, okrężnicy czy prostaty) w wieku poniżej 50 lat lub jeśli kilku członków rodziny ma (miało) raka piersi. Badania naukowe w tym zakresie szybko się rozwijają. Kilka genów powodujących raka piersi zostało już zidentyfikowanych. W niektórych miejscach dostępne są już testy na nieprawidłowe geny.
- **Wiek**. Im starsza jest kobieta, tym większe ryzyko raka piersi; podwaja się ono z każdym przeżytym dziesięcioleciem.
- **Późne macierzyństwo**. Pierwsza ciąża po 30. roku życia lub nieposiadanie dzieci zwiększają ryzyko.

- **Hormonalna terapia uzupełniająca.** Jeśli kobieta stosuje tę terapię dłużej niż dziesięć lat, ryzyko nieco się zwiększa.
- **Styl życia.** Możesz być bardziej narażona, jeśli nadużywasz alkoholu lub masz znaczną nadwagę, a twoja dieta jest bogata w tłuszcze. Związek między paleniem a rakiem piersi nie został wykazany. Jest natomiast coraz więcej dowodów na to, że spożywanie zdrowych, pełnowartościowych posiłków może zwiększyć odporność na raka piersi.
- **Późna menopauza naturalna.** Jeśli po ukończeniu 52. roku życia kobieta nadal ma regularne miesiączki, jest bardziej narażona na raka piersi lub macicy.

Nieregularne miesiączki

Zmiana w miesiączkach często jest pierwszym znakiem, że wchodzisz w okres okołomenopauzalny. U bardzo małej grupy kobiet miesiączki po prostu urywają się pewnego miesiąca i nigdy więcej nie powracają. Zdarza się to rzadko, a jeśli jest spowodowane nagłym spadkiem poziomu estrogenu, możesz doświadczać dokuczliwych objawów, takich jak uderzenia gorąca. Niemniej u niektórych pań menopauza występuje prawie jako jednorazowe wydarzenie z niewieloma dodatkowymi objawami.

Dla większości zakończenie miesiączek jest procesem powolnym, w którym miesiączki stają się coraz bardziej skąpe i krótkie, aż w końcu całkowicie znikają. Może także wystąpić pewna nieregularność, lecz jeśli miesiączki generalnie zanikają stopniowo, prawdopodobnie doznasz mniej objawów menopauzalnych. W innych przypadkach miesiączki mogą być bardzo zróżnicowane.

Nieregularne i nieprzewidywalne okresy mogą być bardzo irytujące. Jednego miesiąca możesz mieć bardzo silne krwawienie, następnego niemal wcale. Kilka tygodni później możesz mieć „zwykłą" miesiączkę, ale może ona trwać dwa tygodnie albo tylko dzień lub dwa. Odstępy między miesiączkami mogą się wahać od dwóch tygodni do kilku miesięcy.

Niektóre kobiety doświadczają „powodzi" – sporadycznych bardzo obfitych miesiączek, które mogą być bardzo krępujące, jeśli wystąpią w niewłaściwym miejscu i czasie. Zawsze dobrze jest w takiej sprawie poradzić się lekarza, ponieważ mogą wchodzić tu w grę ukryte przyczyny, np. polipy, włókniakomięśniaki gładkie lub endometrioza.

Krwawienia występujące po upływie więcej niż 6 miesięcy od ostatniej miesiączki powinny być skonsultowane z lekarzem.

Co można zrobić

Kiedy potwierdzi się już, że nic naprawdę złego się nie dzieje, nieregularne miesiączki powinny być po prostu traktowane jako element zbliżającej się menopauzy. Jeśli jednak są one obfitsze lub częstsze niż zazwyczaj albo doświadczasz „powodzi", warto poprosić o skierowanie na analizę krwi, by sprawdzić, czy nie cierpisz na anemię. Jeśli ją masz, lekarz przepisze preparaty z żelazem, a sama możesz pomóc sobie, jedząc dużo bogatego w żelazo pożywienia (np. pszenicy) w towarzystwie witaminy C, która pomaga w przyswajaniu go.

Oznaki starzenia się

Jedną z pierwszych oznak starzenia jest zmieniający się stan skóry. Na twarzy i szyi pojawia się więcej zmarszczek, a na dłoniach mogą wystąpić brązowe plamki. Skóra staje się wrażliwsza; może się okazać, że krem nawilżający czy do makijażu, którego zawsze używałaś, wywołuje reakcję alergiczną.

Będziesz musiała szczególnie uważać na słońce. W Wielkiej Brytanii ponad 30 tysięcy ludzi rocznie odkrywa u siebie raka skóry. Najlepszym sposobem ochrony przed słońcem jest zaprzestanie opalania się oraz używanie przez cały rok na twarzy i ustach kremu nawilżającego z filtrem przeciwsłonecznym przynajmniej z 15. faktorem.

Jeśli nie możesz uniknąć przebywania na słońcu, używaj kremu przeciwsłonecznego z 15. faktorem na wszystkich odsłoniętych częściach ciała, ale wyrób sobie też zwyczaj okrywania się – noś kapelusz, T-shirt, lekkie długie spódnice albo spodnie. Wiele części garderoby do noszenia na dworze, takich jak kapelusze, podkoszulki, spodnie czy bluzki z długim rękawem, jest dostępnych z tkanych materiałów, które nie przepuszczają wielu promieni słonecznych. Warto jest więc pomyśleć o nich, jeśli wybierasz się na dłuższy spacer.

Pewne formy raka skóry są związane ze znacznym wystawieniem jej na działanie promieni słonecznych. Uważaj więc na wszelkie istniejące już znamiona i idź jak najszybciej do lekarza, jeśli zauważysz jakąkolwiek zmianę w ich kształcie, kolorze i wielkości czy też jakieś krwawienie. Jest to bardzo ważne, ponieważ większość rodzajów raka dobrze reaguje na leczenie w początkowym stadium.

Możesz zauważyć także inne zmiany skórne. Mogą pojawić się u ciebie ciemne obwódki pod oczami lub malutkie pęknięte żyłki na twarzy i nogach. Na brodzie i górnej wardze mogą wyrastać niechciane włosy. Mogą pojawić się problemy z dziąsłami, które cofają się bądź raz po raz zakażają. Włosy staną się cieńsze i będą mniej lśniące. Podczas szczotkowania czy czesania zauważysz, że wiele z nich wypada. Zaczniesz przybierać na wadze, ponieważ zwolni się metabolizm. Nie ma nic złego w tym, że trochę przytyjesz, ale musisz utrzymać to pod kontrolą, jedząc sensownie i ćwicząc regularnie.

Wszystkie te zmiany spowodowane są wpływem hormonów. Niższy poziom estrogenu wywołuje efekt domina w dostawach kolagenu, czyniąc skórę cieńszą i mniej sprężystą. Pod skórą starzeją się końcówki nerwów, przepływa mniej krwi, a mięśnie tracą tonus. Jednym z najbardziej nieprzyjemnych objawów jest swędzenie oraz podrażnienie skóry. Spora liczba kobiet doświadcza przykrego mrowienia.

Co można zrobić

Mimo że większość kobiet godzi się z faktem, że powoli przybywa im więcej nowych zmarszczek, a te wcześniejsze pogłębiają się, coraz częściej akceptuje się stosowanie przeróżnych metod, takich jak zastrzyki kolagenowe, piling skóry czy odnawianie skóry laserem. A wszystko dlatego, że dziś kobiety po pięćdziesiątce są zdrowsze, aktywniejsze i młodsze duchem niż w poprzednich pokoleniach. Istnieją również rozmaite techniki chirurgiczne, które mogą skorygować, unieść, wygładzić i naciągnąć skórę prawie w każdym rejonie ciała.

Ponieważ jednak skóra jest cieńsza, potrzebuje ochrony w postaci codziennego kremu nawilżającego, najlepiej takiego, który zawiera filtr przeciwsłoneczny. Kiedy oczyszczasz skórę, rób to delikatnie – postaraj się jej nie ciągnąć, szczególnie tam gdzie jest ona bardzo delikatna, np. pod oczami.

Chociaż większość fizycznych objawów i zmian, które zachodzą w okresie menopauzy, może być bardzo nieprzyjemna i niepokojąca, ogromna ich część nie zagraża życiu. Nie znaczy to jednak, że można je lekceważyć. Każda kobieta, która czuje wyczerpanie po nieprzespanych nocach z powodu potów lub która musi zachowywać spokój w trakcie ważnego zebrania, choć doświadcza uderzeń gorąca, ma prawo czuć, że jej życie zostaje całkowicie zaburzone, i być tym przygnębiona.

Nikt nie wie dokładnie, dlaczego niektóre kobiety cierpią bardziej od innych – czy jest to spowodowane nastawieniem, stresem czy genetyką. Niemniej zrozumienie, generalnie dlaczego zmiany te zachodzą, oraz świadomość, iż w większości przypadków dostępnych jest wiele sposobów leczenia objawów, może mieć ogromne znaczenie dla sposobu, w jaki radzisz sobie w życiu.

Rozdział trzeci

Co się dzieje z twoim umysłem

Nie ma wątpliwości, że menopauza bywa często okresem bardzo burzliwym. Spadek poziomu estrogenu wpływa zarówno na stan fizyczny jak emocjonalny i umysłowy. W tym kontekście najczęściej wspomina się o depresji, braku koncentracji, problemach z pamięcią, atakach paniki, lękach oraz wahaniach nastroju. Możesz być dynamiczną kobietą stawiającą na pierwszym miejscu pracę zawodową albo być matką szóstki dzieci, która nigdy nie pracowała poza domem; możesz być mężatką, rozwódką lub kobietą niezamężną, mieć małe lub dorosłe dzieci albo nie mieć ich wcale; wszystko jedno, kim jesteś – i tak będziesz doświadczała takich samych uczuć, takiego samego wstrząsu.

Wiele kobiet ma przeświadczenie, że objawy emocjonalne są w tym okresie spowodowane wyłącznie menopauzą. Chociaż huśtawka hormonów istotnie odgrywa w wielu przypadkach pewną rolę (wywołując objawy bardzo podobne do zespołu napięcia przedmiesiączkowego), to jeszcze nie wszystko. Niebezpieczeństwo przypisywania tych zmian jedynie menopauzie jest takie, że mogą one nie być właściwie potraktowane lub zostać wręcz zlekceważone.

Wiedza, czego należy się spodziewać, oraz świadomość, że przydarza się to wielu kobietom, może pomóc w zmniejszeniu u ciebie stresu i niepokoju. Warto wiedzieć też, że wiele z objawów menopauzalnych jest krótkotrwałych, a objawy fizyczne często można z powodzeniem leczyć.

W krajach, w których nie zwraca się zbyt wielkiej uwagi na fizyczne czy emocjonalne objawy menopauzy i gdzie ten etap jest niemalże świętowany jak swoista inicjacja, kobiety często prawie ich nie doświadczają. Pewne badania wykazały, że kobiety, które postrzegają ten okres jako naturalny i patrzą w przyszłość z pewnością siebie, doznają mniej objawów emocjonalnych, takich jak depresja, oraz problemów z koncentracją. Z drugiej strony jest też mnóstwo kobiet, które wchodzą w menopauzę ze spokojem, a mimo to zostają kompletnie obezwładnione jej ciężkimi objawami.

Nie mogłam siebie poznać. Ze świetnie zorganizowanej i sprawnie działającej osoby stałam się kompletnie roztrzepaną bałaganiarą. Ogromnego wysiłku wymagało ode mnie ukrycie braku koncentracji i zapominania. Opracowałam rozmaite strategie radzenia sobie z tym na co dzień w biurze. Robiłam listy spraw do załatwienia i przylepiałam karteczki do całego biurka, żyjąc w ciągłym strachu, że wszystko się wyda. Wykańczało mnie to – wieczorami i w weekendy, które zawsze lubiłam, po prostu padałam i większość czasu przesypiałam.

W wielu przypadkach właściwym rozwiązaniem może być leczenie środkami farmakologicznymi. Zanim się jednak na to zdecydujesz, warto dokładnie przeanalizować, co dzieje się w twoim życiu poza menopauzą, by zobaczyć, czy nie nasunie ci to pewnych sugestii co do przyczyn zmian nastroju czy charakteru.

Jeśli masz teraz czterdzieści lub pięćdziesiąt kilka lat, być może zaczynasz podsumowywać swoje życie. Jeżeli w wieku dwudziestu kilku lat urodziłaś dzieci, teraz będą prawie dorosłe. Jeżeli są nastoletnie, zapewne wymagają od ciebie więcej czasu i energii, niż myślałaś, ponieważ martwisz się ich egzaminami, zagrożeniem narkotykami, dyscypliną, przyszłością. Możesz różnić się z nimi zdaniem co do ich przyjaciół, spędzania nocy poza domem, bałaganiarstwa oraz nauki w szkole.

Mimo że dla niektórych rodziców okres nastoletniości ich dzieci jest bardzo cennym doświadczeniem, gdyż wtedy stają się bliskimi przyjaciółmi, dla innych szokiem jest, kiedy ich urocze, ukochane dziecko nagle zmienia się w nieokiełznanego „potwora". Nastolatki również przechodzą hormonalną burzę, a ponieważ są w to zaangażowane podobne hormony co u ciebie, stwarza to mnóstwo okazji do zderzania się ambicji i temperamentów.

Jeśli twoje dzieci są o kilka lat starsze, może właśnie opuszczają dom, podróżują, studiują, dostają pierwszą pracę, biorą ślub czy zakładają rodzinę. Syndrom „pustego gniazda" jest niepokojącym okresem dla obojga rodziców, lecz szczególnie dla matki. Z jednej strony radujesz się, że główny etap wychowania dziecka został pomyślnie ukończony i twoje świeżo opierzone pisklę za chwilę wyfrunie z gniazdka, ale jednocześnie martwisz, co się z nim stanie w wielkim świecie. Czy przekazałaś właściwe nauki? Czy będzie pamiętać wszystkie twoje dobre i rozsądne rady, gdy znajdzie się poza domem? Patrząc we własną przeszłość, prawdopodobnie znasz na to odpowiedź...

Małżeństwo dziecka oraz zostanie babcią to dwa kolejne kamienie milowe dla kobiety w tym okresie. Kiedy twoje dziecko wyrusza we własną podróż życia, zawiera nowe związki, a niektóre zrywa. Zmieniają się priorytety, skoro najważniejszą osobą w życiu twojego dziecka zostaje ktoś inny. Od tego momentu ważne jest, by nie nastąpił konflikt lojalności. Uzależnianie emocjonalne od siebie czy wzbudzanie poczucia winy w dziecku, że na pierwszym miejscu stawia potrzeby partnera, może spowodować niepotrzebne napięcie oraz ryzyko podzielenia was. Kiedy zaś na scenę wchodzą wnuki, wtedy następuje naprawdę wielka zmiana. Reprezentują one przyszłość, a ty możesz nagle poczuć się, jakbyś robiła krok w tył. Wzmacnia to świadomość własnego wieku oraz miejsca, jakie zajmujesz w pochodzie pokoleń.

Dla coraz większej liczby kobiet menopauza zdarza się stosunkowo blisko okresu, kiedy urodziły one dzieci. Dziś kobiety często decydują się opóźnić moment założenia rodziny, po to by realizować się zawodowo. Można też mieć dużo większe oczekiwania od swojego małżeństwa czy związku, co także może oznaczać, że zaczyna się myśleć o posiadaniu dzieci dopiero po trzydziestce. Urodzenie pierwszego dziecka lub poszerzenie istniejącej rodziny po czterdziestce nie jest już niecodzienną sprawą, np. możesz założyć drugą rodzinę po rozwodzie. Wszystko to ogromnie się gmatwa, gdy z jednej strony masz przed sobą żywy dowód swej płodności, a z drugiej czujesz, że twoje ciało zaczyna wysyłać sprzeczne z tym sygnały. Jeśli bez powodzenia próbowałaś mieć dzieci lub jeszcze nie podjęłaś decyzji o ich posiadaniu, pierwsze objawy menopauzy możesz odebrać jako dowód, że czas rzeczywiście ucieka.

Inna, coraz większa grupa kobiet obawia się, że lata menopauzy mogą pokrywać się w czasie z okresem, w którym należy przyjąć odpowiedzialność za starszych rodziców bądź krewnych. Kiedy wreszcie poczułaś, że twoje życie robi się łatwiejsze, z mniejszą liczbą obowiązków i z czasem, który możesz poświęcić na robienie tego, co chcesz, właśnie wtedy mogą powstawać nowe stresujące i przykre zobowiązania.

Dla kobiet samotnych bądź oddających się karierze może to być czas na przemyślenia. Niekiedy trzeba coś w życiu zmodyfikować, a czasem zmiany zostają wymuszone. Jeśli przez większą część dorosłego życia ciężko pracowałaś, możesz zacząć zastanawiać się, czy wszystko to miało sens i czy przypadkiem nie powinnaś stanąć z boku i dobrze przyjrzeć się życiu, które poświęciłaś na karierę.

Mimo że nastąpiła zmiana w podejściu do pracujących kobiet, nadal istnieje nieprzekraczalny „szklany sufit", nie pozwalający wielu paniom na rozwinięcie ich pełnego potencjału. Można protestować przeciwko tej dyskryminacji, ale często jest ona tak subtelnie prowadzona, że znajdziesz bardzo mało argumentów, by się bronić. A w tym samym czasie młode kobiety i mężczyźni będą awansowali ponad twoją głową.

W pracy możesz być szczególnie czuła na punkcie widocznych objawów menopauzy, takich jak uderzenia gorąca, które mogą być zauważane i komentowane – na ogół bez większego zrozumienia i zazwyczaj za twoimi plecami. Jest to kolejny powód stresu, z którym trzeba sobie poradzić.

Pomimo zmian społecznych oraz świadomości, że dojrzały pracownik ma wiele do zaoferowania, ani kobiety, ani mężczyźni nie mają żadnej specjalnej ochrony, kiedy grozi redukcja zatrudnienia. Pracodawca będzie często patrzył przede wszystkim na zestawienie finansowe, a starszy pracownik jest zawsze droższy od młodej osoby, która świeżo zdobyła kwalifikacje.

Wysnuć można z tego wszystkiego wniosek, że w tym okresie w twoim życiu będzie się dużo działo. Bardzo często będziesz musiała łączyć przeróżne role, w wyniku czego możesz odczuwać znaczną presję. Dlatego też ustalenie przyczyny niektórych emocjonalnych objawów, których możesz doznawać, nie jest tak łatwe, jak się wydaje.

Jakie są te najczęściej występujące w tym okresie objawy natury psychicznej i co można w związku z nimi zrobić?

Depresja

Nie jest niczym niezwykłym, jeśli kobieta w tym okresie mówi lekarzowi, że czuje się przygnębiona. Leczenie będzie zależało od tego, jak poważna jest depresja i jakie są jej ewentualne przyczyny. Poza wspomnianymi wcześniej przeobrażeniami w życiu niektórym kobietom trudno jest się pogodzić z samym faktem, że wchodzą w menopauzę, i to bez względu na zakres dokuczliwości jej objawów, dlatego pewien stopień depresji wcale nie jest zaskakujący. Pewne badania wykazały, że kobieta, której trudniej jest się pogodzić z menopauzą, jest bardziej narażona na reperkusje emocjonalne.

W najłagodniejszej formie depresja przejawia się w ogólnym braku zainteresowania i entuzjazmu. To tak, jakby patrzeć na świat przez cienką szarą zasłonę – nadal widzi się wszystko, ale jest niewyraźne i lekko rozmazane, kolory są wyblakłe, a dźwięki przytłumione, mniej żywe. Masz uczucie przytłoczenia i wyczerpania. Wiele codziennych zajęć wydaje się teraz ogromnym wysiłkiem. Więcej czasu może zajmować ci wykonywanie zadań, które kiedyś były całkiem proste. Nie ma mowy o zabieraniu się do bardziej skomplikowanych przedsięwzięć.

Depresji często towarzyszą zaburzenia snu. Zasypiasz szybko, ale budzisz się po kilku godzinach i nie możesz już zasnąć. Albo masz problemy z zasypianiem czy rozbudzasz się wcześnie nad ranem. Pogorszyć się może również jakość snu, więc jeśli nawet śpisz dość dobrze, budzisz się niewypoczęta.

Być może odkładasz wizytę u lekarza, lecz gdy ta chwila nadejdzie, spróbuj umówić się na dłuższe spotkanie, by mógł cię dokładnie zbadać i wybrać, jeśli będzie to potrzebne, właściwe leczenie.

Na pewno powinnaś iść do lekarza, jeśli zaobserwowałaś u siebie trzy lub więcej z następujących objawów depresji i jeśli utrzymują się one dłużej niż dwa tygodnie:

- Zmiany snu – sen przerywany, bezsenność lub nadmierna senność.
- Uczucie śmiertelnego zmęczenia, całkowitego braku energii.
- Smutek oraz płaczliwość.
- Brak zainteresowania seksem.
- Poczucie lęku, nerwowości.
- Niskie poczucie własnej wartości oraz swoich zdolności.
- Trudności w koncentracji, skupieniu się na czymkolwiek czy czerpaniu z tego przyjemności.

Jeśli masz myśli samobójcze lub o śmierci, powinnaś natychmiast udać się do lekarza lub poszukać pomocy gdzieś indziej.

Co można zrobić?

Priorytetem jest ustalenie przyczyny depresji. Ponieważ obszary mózgu, które wpływają na pewne pozytywne emocje, takie jak poczucie stabilności i dobrostanu, są dotknięte brakiem estrogenu, niektórzy eksperci uważają, że u niektórych kobiet bardzo pomocna może być hormonalna terapia uzupełniająca. Jeśli pewne objawy depresji wydają się wyraźnie spowodowane menopauzą, antidotum na nie może być zwiększenie poziomu estrogenu. Tak np. jeśli rozbudzają cię nocne poty, powodując, że w ciągu dnia czujesz się wyczerpana i przygnębiona, odpowiednie leczenie z zakresu medycyny konwencjonalnej czy terapii komplementarnych, które poprawi sen, powinno generalnie pomóc ci w zyskaniu lepszego samopoczucia.

Jeśli jednak twoje życie jest obecnie stresujące z innych przyczyn lub trudno jest ci pogodzić się ze zmianami, które zachodzą w twoim organizmie, może to wystarczyć do wywołania epizodu depresyjnego, który ma mniej wspólnego ze zmianami fizjologicznymi i niskim poziomem estrogenu. Jeżeli po przedyskutowaniu tego z lekarzem dojdzie on do wniosku, że prawdopodobnie chodzi właśnie o to, może zalecić ci wizytę u terapeuty, psychologa bądź psychiatry w celu omówienia oraz podjęcia próby rozwiązania trapiących cię problemów. Ewentualnie może zaproponować ci serię leków przeciwdepresyjnych, by podnieść poziom serotoniny w mózgu, która jest uszczuplona depresją, zwłaszcza jeśli trwa ona już pewien czas. Leczenie zostanie zalecone zazwyczaj na trzy do sześciu miesięcy.

Co możesz zrobić sama?

- Przede wszystkim powinnaś znaleźć czas i przestrzeń dla siebie. Gdy jesteś przygnębiona, trudno ci zebrać siły nawet na wykonanie tego, co sprawiałoby radość. Warto jest jednak spróbować znaleźć czas na spacer za miastem, spotkanie się z bliską osobą, długą kąpiel czy zafundowanie sobie przyjemności w postaci masażu aromaterapeutycznego.
- Próbuj zwierzyć się ze swoich odczuć partnerowi czy bliskim przyjaciołom. Rozmowa często łagodzi napięcie i smutek.
- Można ewentualnie zapisać się do istniejącej w okolicy grupy wzajemnej pomocy. Uczestnicy takich grup często czują się mniej wyizolowani. Pomaga im świadomość, iż są też inni ludzie, którzy doświadczają podobnych przeżyć.
- Ruszaj się regularnie. Mimo że możesz czuć się zmęczona, 20 minut zajęć fizycznych trzy lub więcej razy w tygodniu pomoże ci poprawić nastrój, ponieważ ćwiczenia uwalniają endorfiny, naturalne środki przeciwdepresyjne organizmu, które mogą podnieść cię na duchu na kilka godzin. Ćwiczenia powodują również, że masz lepsze myśli o samej sobie oraz bardziej pozytywne nastawienie do tego, co możesz osiągnąć. Dlatego są coraz częściej zalecane – same bądź wraz z innymi formami leczenia – przez lekarzy w terapii depresji (zobacz rozdział 5).
- Jeśli twoje życie jest bardzo stresujące i często czujesz się wręcz atakowana żądaniami innych ludzi, do swojego codziennego

rytmu włącz regularne ćwiczenia relaksacyjne, medytację albo łagodne ćwiczenia, takie jak joga bądź tai chi. Już wygospodarowanie dziesięciu minut dziennie na to, by posiedzieć w spokoju i ciszy, może być pomocne.

- Zmniejsz spożycie alkoholu i pal mniej papierosów – żadne z nich nie jest szczególnie dobre, a alkohol powyżej dwóch kieliszków nie poprawi snu ani nie podniesie cię na duchu.
- Zwróć uwagę na to, co jesz – wybieraj żywność, która ma dużo witamin z grupy B (mięso, zwłaszcza wywary do sosów i zup), nabiał taki jak ser, jogurt, mleko, pełnoziarniste płatki śniadaniowe i brązowy ryż, zielone warzywa, szczególnie brokuły i szpinak oraz owoce, zwłaszcza banany, suszone morele, figi i daktyle.
- Środki ziołowe, takie jak dziurawiec, wydają się dobrze działać na łagodną formę depresji. W pewnym badaniu grupa mężczyzn i kobiet stosujących dziurawiec została porównana z grupą stosującą jeden z nowszych środków przeciwdepresyjnych. Wyniki przemówiły na korzyść leku ziołowego! W Niemczech, gdzie często przepisuje się dziurawiec w terapii depresji, badanie kobiet z menopauzą wykazało, że u 80 proc. pomaga on łagodzić depresję, a 60 proc. uczestniczek badania doniosło, że po dwunastotygodniowej kuracji poprawił u nich libido. Obecnie jednak wiadomo, że dziurawiec może wchodzić w interakcję z różnymi lekami, w tym ze środkami przeciwzakrzepowymi, np. warfaryną, oraz immunosupresyjnymi. Dlatego stosowanie go powinnaś omówić ze swoim lekarzem.
- Innym lekiem ziołowym wartym rozważenia jest dziki pochrzyn (*Mexican wild yam*). Zawiera on diosgeninę roślinną, która utrzymuje w równowadze poziomy estrogenu w organizmie. W warunkach laboratoryjnych z dzikiego pochrzynu można syntetyzować estrogen i progesteron.
- Niektórym kobietom poprawia się nastrój wskutek zażywania suplementu zawierającego cynk i magnez. Jednak sama dieta może dostarczać wystarczających ilości tych minerałów – dobrym źródłem cynku są ziarna, podczas gdy magnez znaj-

duje się w warzywach korzennych oraz zielonych, takich jak kapusta.

Więcej na temat leków ziołowych możesz znaleźć w rozdziale 7.

Bezsenność

Pewne badania kobiet z menopauzą wykazały zmienioną jakość snu; występuje mniej snu głębokiego niż u pozostałych ludzi. Krótsza faza snu REM, w której wykonuje się szybkie ruchy gałek ocznych, oznacza, że człowiek budzi się mniej wypoczęty. Jednak depresji często towarzyszą rozmaite rodzaje bezsenności, czy to jest trudność w zaśnięciu, czy budzenie się kilka razy w nocy lub nad ranem. Zły sen może też być skutkiem częstych potów nocnych, niepokojów i stresu.

Prawdopodobnie dobrze wiesz, co powoduje bezsenność u ciebie. Często nie wystarczy leczyć jej samej, gdyż jest ściśle związana z innym objawem. W innych przypadkach może być spowodowana rozmaitymi specyficznymi przyczynami, którymi trzeba zajmować się po kolei.

Co możesz zrobić sama?

Jeśli dokucza ci jakiś objaw fizyczny, musisz najpierw zająć się właśnie nim. Jeżeli nocne poty lub bóle kończyn budzą cię co noc po kilka razy, zrozumiała, iż możesz mieć wrażenie, że wszystko wali ci się na głowę.

Postępuj zgodnie z radami podanymi w rozdziale 2 w sprawie nocnych potów i postaraj się, by było ci wygodnie w łóżku.

Jeśli w twoim życiu występuje obecnie wiele napięć, stres ten może przejawić się w postaci bezsenności (niekoniecznie budzisz się w nocy i martwisz następnym dniem, ale np. miewasz zaburzony sen).

Brak snu czy kiepski sen mają ogromny wpływ na to, jak funkcjonujesz i sobie radzisz, warto więc postarać się rozwiązać ten problem. W wielu przypadkach można to osiągnąć bez uciekania się do tabletek nasennych, choć bywa, że krótka kuracja pomaga unormować poważne zaburzenia snu, ciągnące się latami.

Lęk i ataki paniki

W okresie menopauzy wiele kobiet odczuwa różne niepokoje i łatwo wpada w panikę. Uczucia te mogą być związane z leżącą u ich podłoża depresją. Utrata wiary w siebie, w to, jak się wygląda, w zdolność do radzenia sobie w życiu oraz w przyszłość może przejawiać się stanami lękowymi, zwłaszcza w pewnych sytuacjach.

Być może już od pewnego czasu żyjesz w stresie, a nakładające się na to objawy menopauzy – zawstydzenie uderzeniami gorąca, bólami głowy czy utratą libido – tylko pogarszają sytuację. Być może zauważasz, że dużo częściej coś cię martwi, a gdy wpadniesz w taki nastrój, trudno ci go przerwać. Możesz np. czuć skrępowanie w sytuacjach towarzyskich, obawiając się, że powiesz coś niewłaściwego bądź że masz na sobie nieodpowiedni strój. Przypuszczalnie będziesz wtedy szukała wymówek, by unikać okoliczności, które mogą wykazać twój brak wiary w siebie. Jeśli nie uczynisz nic w sprawie trapiącego cię lęku, może się on przerodzić w pewną formę agorafobii, co spowoduje, że nie będziesz w stanie w ogóle brać udziału w życiu towarzyskim.

Często uczuciom lęku towarzyszą napady paniki – czujesz, że serce bije ci szybciej, pocisz się (co odróżnienia ten stan od uderzeń gorąca), brak ci tchu, kręci ci się w głowie i jesteś na granicy omdlenia.

Co można zrobić?

Powinnaś zdecydować się na rozmowę o tym ze swoim lekarzem. Jeśli lęk jest związany z objawami menopauzy, takimi jak mocne uderzenia gorąca czy poty nocne, może on zaproponować hormonalną terapię uzupełniającą. Niektóre kobiety mówią, że zwiększenie poziomu estrogenu pomogło u nich złagodzić uczucia niepokoju i generalnie podniosło nastrój.

Jeśli szukasz rozwiązań na własną rękę, przekonasz się, że z reguły skutkują porady dotyczące radzenia sobie z depresją. Szczególnie pożyteczna jest rozmowa o tych często niewytłumaczalnych doznaniach lękowych z innymi ludźmi, którzy znajdują się w podobnej sytuacji, dlatego jeśli w twojej okolicy działa grupa wzajemnej pomocy, możesz zastanowić się nad przystąpieniem do niej.

Podobnie odnośnie do wielu psychicznych objawów w okresie menopauzy, zawsze warto rozważyć, co przyczynia się do tego, że masz poczucie lęku. Być może przejmujesz się swoim położeniem finansowym, stresujesz się w pracy, martwisz o rodzinę lub czujesz, że chwieje się twój związek partnerski. Dopóki nie uporządkujesz tych spraw, trudno będzie zmniejszyć stany lęku i ataki paniki.

Kiedy zaś zajmiesz się faktycznymi problemami swego życia, jednocześnie możesz stosować ćwiczenia relaksujące oraz uspokajające, które pomogą ci lepiej radzić sobie z lękiem.

Wizualizacja

Niektóre kobiety przekonały się, że znakomicie działają na nie techniki wizualizacyjne. Powinnaś wygospodarować sobie pewien czas na to, by usiąść spokojnie w cichym miejscu, gdzie nikt nie będzie ci przeszkadzał. Siądź wygodnie na fotelu albo na podłodze i oddychaj równo. Zamknij oczy i wywołaj obraz czegoś przyjemnego, np. jakiegoś miejsca, gdzie czujesz się rozluźniona i swobodna – może to być plaża, łąka czy górski strumień (jeśli na początku będzie to dla ciebie trudne, poszukaj rysunku lub fotografii, na które mogłabyś patrzeć). Podczas wyobrażania sobie tego miejsca staraj się myśleć o sobie i o swojej sytuacji w sposób pozytywny. Znajdź zwroty, które mogłabyś sobie powtarzać, a które zachęcą cię do przywoływania dobrych myśli, np. „Jestem skuteczną osobą, pełną miłości dla innych i dla siebie".

Jeśli ataki lęku bądź paniki są częste, korzystna może okazać się terapia kognitywno-behawioralna. Jej celem jest stopniowe przygotowanie cię do tego, byś stawiała czoło swoim lękom i fobiom, a w końcu nauczyła się je kontrolować.

Wahania nastroju

Wahania nastroju zaskakują wiele kobiet swoją gwałtownością i nieprzewidywalnością – chociaż jeśli doświadczałaś napięcia przedmiesiączkowego, łatwo rozpoznasz ten scenariusz.

> Po prostu nie mogłam siebie poznać. W jednej chwili byłam racjonalnie myślącą, miłą osobą, a w następnej krzyczałam, zalewając się łzami. Zazwyczaj wywołane to było jakąś błahostką. Nie wiem, jak mój partner i dzieci zdołały ze mną wytrzymać.

Choć nie wszyscy lekarze zgadzają się, iż te wahania nastroju można przypisywać hormonom, rzeczywiście zdają się być one istotnym elementem zmian hormonalnych – wzrostami i spadkami poziomu estrogenu. Jeśli objawy, które odczuwasz, są naprawdę silne i występują bez uprzedzenia, może to być bardzo niepokojące, prowadząc do częstych wahań od dobrego nastroju do złego, od odprężenia do irytacji. Na twój nastrój mogą wpływać też odczucia związane z menopauzą. Jeśli złoszczą cię zachodzące zmiany, najprawdopodobniej będziesz na nie reagowała irracjonalnie.

Najczęstszymi problemami związanymi z nastrojem są złość i frustracja. Nie do zniesienia może być dla ciebie utknięcie w korku ulicznym albo czekanie w kolejce po bilety czy do kasy w sklepie. Ponadto możesz nie dostrzegać pewnych spraw, jeśli chodzi o twoją własną osobę, np. upierając się przy robieniu czegoś, co – jak widzą inni – jest dla ciebie zbyt wyczerpujące albo kompletnie niepotrzebne; kiedy zaś delikatnie usiłują zwrócić ci na to uwagę, dostajesz furii. W dużym stopniu jest to związane ze stresem oraz niepewnością co do własnych możliwości.

Podejście to częściowo ogranicza również twoją świadomość innych ludzi i ich potrzeb, a także tego, co mogliby wnieść w twoje życie.

Co można zrobić?

- Jest to czas, by cofnąć się o krok i odprężyć – nie dlatego, że się poddajesz, ale dlatego, że masz dość zaufania, by przesiąść się na tylne siedzenie.
- Spróbuj nie brać na siebie za dużo – zachowaj energię na sprawy naprawdę ważne. Codziennie rób listę tego, co trzeba zrobić, i bądź z siebie zadowolona, jeśli zdołasz skreślić z niej trzy, cztery lub więcej ważniejszych pozycji.
- Kiedy znajdziesz się w korku ulicznym czy w kolejce do kasy, spróbuj nie zwracać uwagi na to, że jesteś zmuszona do czekania. Weź kilka głębokich oddechów, porozmawiaj z siedzącą obok osobą. Jeśli jedziesz samochodem, posłuchaj powieści w wersji audio na CD. Jeśli czekasz w kolejce, zawsze miej do czytania jakąś gazetę czy książkę. Jest zdumiewające, jak szybko upływa nam czas, gdy zajmiemy czymś myśli.
- Zawsze zostawiaj sobie spory margines czasu, gdy się dokądś wybierasz – jeśli dotrzesz na miejsce za wcześnie, potraktuj to jak bonus.
- Od czasu do czasu stań „obok siebie" i posłuchaj, co inni mają do powiedzenia o tobie oraz o sobie.
- Następnym razem, kiedy poczujesz, że ogarnia cię złość z jakiegoś powodu, zatrzymaj się na moment, by zapytać się samej siebie, czy jest coś, co mogłabyś zrobić, by zmienić tę sytuację. W większości wypadków okaże się, że nie masz na nią wpływu, a jedynym sposobem, by satysfakcjonująco współżyć z ludźmi, jest zmiana podejścia do nich.
- Zamiast męczyć innych, by się zmienili, robili coś tak, jak ty tego chcesz, albo dostosowali się do twoich reguł czy sposobu zachowania, uświadom sobie, że zmiana nastąpi tylko wtedy, kiedy sami będą tego chcieli, a nie dlatego, że ty nalegasz lub proponujesz. Dla twego wewnętrznego spokoju ważne jest, byś nauczyła się sztuki wzruszania ramionami, gdy coś zaczyna cię

irytować i czujesz, że się zaraz zagotujesz. Tak, wzrusz ramionami (faktycznie albo tylko w myślach) i powiedz do siebie: „No to co? Nie mogę nic zrobić, żeby to zmienić, więc to zignoruję".

Osłabienie pamięci

Ogromna liczba kobiet w okresie okołomenopauzalnym oraz menopauzy cierpi na osłabienie pamięci, ma kłopoty z koncentracją oraz doświadcza momentów dezorientacji. Często te chwile nieuwagi wydają się zupełnie błahe: zatrzaśnięcie kluczyków w samochodzie, zapominanie zakupów czy zostawianie w domu przygotowanej listy, głowienie się, jak dotrzeć w miejsce, w którym byłaś już wiele razy, zapominanie o przekazaniu ważnej wiadomości, gubienie słów, wchodzenie do pokoju nie pamiętając po co – lista może ciągnąć się bez końca. Jeśli wcześniej byłaś względnie dobrze zorganizowana, może to być bardzo niepokojące, nic więc dziwnego, że zaczynasz się zastanawiać, czy tracisz rozum, wariujesz, masz wczesne objawy demencji.

Ważne jest, by uświadamiać sobie inne sprawy, które mogą się dziać w danej chwili, oraz inne ewentualne przyczyny tych epizodów zapominania. Jeśli np. cierpisz na bezsenność, powinnaś wiedzieć, że zmęczenie często prowadzi do chwilowego zapominania. Uznaje się również, że depresja, a zwłaszcza stres utrudniają koncentrację.

W mózgu znajdują się receptory estrogenowe, które mogą odgrywać tu pewną rolę, gdy spada poziom estrogenu. Niedawne badania zaczynają odkrywać ewentualny związek między chorobami Alzheimera i Parkinsona z jednej strony a wolnymi rodnikami, które mogą niszczyć tkankę, z drugiej. Antyoksydanty mogą wzmacniać ochronę przed wolnymi rodnikomami; te drugie eliminujemy dzięki spożywaniu pewnych rodzajów świeżej żywności. Wiadomo obecnie, że estrogen jest także antyoksydantem. Zważywszy na jego obecność w mózgu, może on odgrywać pewną rolę w ochronie tkanki mózgowej przed destrukcyjnym wpływem wolnych rodników, a być może obniża też ryzyko rozwinięcia się takich chorób jak Alzheimera.

Inne badania wskazują na to, że kobiety po menopauzie, stosujące hormonalną terapię uzupełniającą, wypadają lepiej w testach krótkotrwałej pamięci wzrokowej niż te, które jej nie stosowały. Potrzeba jednak jeszcze wielu badań, zanim będzie można przepisywać terapię hormonalną w celu poprawy pamięci i – być może – zabezpieczenia przed chorobą Alzheimera.

Co można zrobić?

Gdy zauważysz, że pamięć cię zawodzi, pierwszym najlepszym krokiem będzie podjęcie działań we własnym zakresie. Podobnie jak w przypadku mięśni, aby nie tracić pamięci, trzeba jej po prostu używać. Do tego, by właściwie funkcjonować, mózg potrzebuje ćwiczeń. Codziennie dawaj mu wyzwania – krzyżówkę lub rebus albo naucz się na pamięć krótkiego wiersza czy innego tekstu.

Opracuj strategie, które pomogą ci radzić sobie z mniej pewną pamięcią. Staraj się być dobrze zorganizowana. Zawsze odkładaj rzeczy na to samo miejsce – klucze na haczyk, listę zakupów na tablicę korkową, daty planowanych spotkań zaznaczaj na dużym, widocznym kalendarzu.

Dołóż starań, by wszystko zapisywać, gdyż znacznie łatwiej zapamiętuje się coś, co widziało się napisane. Dlatego np. kiedy poznasz nowych ludzi, postaraj się zapisać ich imiona i nazwiska, gdy tylko wrócisz do domu, a jeśli miewasz trudności z dopasowaniem imienia do twarzy, pomyśl o czymś ją wyróżniającym i przypomnij to sobie, gdy spotkacie się następnym razem.

Niechaj sporządzanie różnych list wejdzie ci w krew (nie pozwól jednak, by zaczęły tobą rządzić!). Powieś w kuchni tablicę, a na niej kartkę, na której będziesz zapisywała, co trzeba kupić najbliższym razem. Tak samo postępuj odnośnie do spotkań.

Mózg potrzebuje bodźców i wyzwań, nie wolno mu popadać w rutynę. Jest to okres, w którym powinnaś postawić sobie nowe wyzwania. Spróbuj zrobić coś, czego zawsze chciałaś, ale nie miałaś na to czasu lub siły: naucz się nowego języka, zapisz się na kurs malarstwa czy fotografii albo na studia doktoranckie, naucz się grać na instrumencie, dołącz do chóru. Zawsze stymulujące jest poznawanie nowych ludzie, a pozwala na nie np. działalność charytatywna, nowe hobby, zainteresowania czy wyjazdy turystyczne.

Twój wygląd

Pogodzenie się z widocznymi oznakami starzenia się nie sprawia niektórym paniom trudności. Mogą zauważać dodatkowe zmarszczki na twarzy, lekko obwisającą skórę wokół szyi oraz pogrubioną talię, ale po prostu przechodzą nad tym do porządku dziennego. Dla innych jednak jest to niezwykle przygnębiające, a w społeczeństwie, w którym nadal silnie akcentuje się młodość (mimo że większość populacji stanowią osoby po pięćdziesiątce), potrzeba zaradzenia jakoś oznakom upływu lat jest bardzo silna.

Chirurgia plastyczna

Minęły już czasy, kiedy jedyną opcją był lifting twarzy. Dzisiejsze kobiety mają więcej możliwości do wyboru – piling skóry, leczenie laserem, wstrzyknięcia. Metody te jednak mają charakter chirurgiczny, więc zanim zgodzisz się na zabieg, powinnaś być pewna, że osoba, która ma go wykonać, jest właściwie wykwalifikowana i operacja będzie w pełni bezpieczna. Musisz także wiedzieć wszystko, co trzeba, na temat całej procedury, w tym związane z zabiegiem ryzyko, koszty, łagodzenie bólu oraz długość rekonwalescencji. Idealnie byłoby, gdybyś wszystko to miała na piśmie. Twój lekarz rodzinny może znać odpowiedniego chirurga plastycznego, a przynajmniej powinien zdobyć dla ciebie listę takich specjalistów. Nie ufaj bezkrytycznie klinikom, reklamującym się w czasopismach ilustrowanych, i nie spiesz się z podjęciem decyzji.

Długo i głęboko rozmyślałam o tym, lecz w pracy ciągle miałam do czynienia z kobietami koło trzydziestki, które tak świetnie wyglądały... Czułam się coraz bardziej skrępowana swoim wyglądem. W końcu jedynym rozwiązaniem stała się chirurgia plastyczna. Efekt był znakomity, nie tylko w moim wyglądzie, ale także w tym, jak się czułam.

Inne możliwości

Jeśli nie chcesz poddać się tak drastycznym zabiegom, istnieją też inne opcje. Zastrzyki z kolagenu wypełniają zmarszczki. Ponadto reklamowane są rozmaite terapie niekoniecznie wiążące się z chirurgią, np. urządzenia elektryczne do pobudzania skóry. Niektóre kobiety faktycznie twierdzą, że ich skóra stała się po tych zabiegach jędrna, jednak efekt utrzymuje się tylko tak długo, jak długo ponawiasz zabiegi, więc procedura może okazać się dość kosztowna.

Pielęgnacja skóry u kosmetyczki być może nie usunie wszystkich zmarszczek, ale skóra na pewno będzie wyglądała młodziej, a jest to też dobry sposób sprawienia, byś poleżała spokojnie w relaksie przez godzinę lub więcej. Tego rodzaju zabiegu nie stosuj jednak częściej niż raz na dwa miesiące, gdyż może podrażnić skórę. Niektóre kosmetyczki odradzają starszym paniom stosowanie parówek w celu rozszerzenia porów skóry, ponieważ grozi to pęknięciem naczyń włosowatych. Jeśli masz bardzo wrażliwą skórę, dobrze jest testować wcześniej wszelkie produkty, by sprawdzić, czy się dla ciebie nadają. Jeżeli zamierzasz nałożyć sobie maseczkę, upewnij się, by nie była zbyt wysuszająca jak dla ciebie; większość typów skóry w tym wieku potrzebuje nawilżania.

Dla wielu kobiet w okresie menopauzy ogromnie krępujące jest owłosienie twarzy. Pojedyncze włoski można usunąć w domu za pomocą pincety lub u kosmetyczki przez depilację elektrolityczną (będziesz potrzebowała kilku zabiegów, by mieć pewność, że wszystkie włoski zostały usunięte). Niektóre panie używają wosku czy depilatorów, ponadto coraz popularniejsze staje się usuwanie włosów za pomocą lasera, chociaż nie wiadomo jeszcze, jak długo efekt będzie się utrzymywał. Jeśli nie chcesz usuwać włosów, inną możliwością jest ich wybielanie.

Wiele zmienić może dobrze wykonany makijaż. Większość kobiet maluje się po pięćdziesiątce w ten sam sposób, w jaki malowały się trzydzieści lat wcześniej. Jednym ze sposobów rozwiązania tego problemu jest skorzystanie z bezpłatnej lekcji makijażu w jakimś domu towarowym – w ten sposób dowiesz się, jakie są nowe produkty i co jest dla ciebie dobre. Podstawowa zasada brzmi: im więcej masz zmarszczek, tym delikatniejszy musi być makijaż, zwłaszcza jeśli chodzi o podkład. Zbyt gęsty podkład nie zakryje zmarszczek, a jedynie wsiąknie w nie i je podkreśli. Może okazać się, że powinnaś nakładać makijaż tylko na pewne konkretne miejsca, takie jak obie strony nosa, cienie pod oczami i powieki. Nałóż lekki podkład i dobrze go rozsmaruj, dobierając właściwy odcień dla swojej skóry. A być może lepiej będzie w ogóle nie stosować podkładu; połóż jedynie odrobinę różu na kości policzkowe na skórę wcześniej posmarowaną barwionym kremem nawilżającym.

Przyjrzyj się też swoim włosom. Nie ma konieczności noszenia krótkich fryzur po czterdziestce, lecz długie włosy muszą być utrzymane w dobrym stanie i regularnie podcinane. Jeśli natomiast przerzedzają się, najlepsza będzie krótka fryzura. Stosuj dostępne na rynku preparaty do włosów, które sprawią, iż staną się one bardziej puszyste, oraz noś grzywkę, jeśli na czole masz dużo linii i chcesz je ukryć.

Jeżeli chcesz ukryć siwe włosy, na początku dobrze sprawdza się płukanka koloryzująca bądź barwnik półtrwały. Jeśli cała głowa jest siwa i to ci nie odpowiada, będziesz potrzebowała trwałego barwnika, chociaż nasadę włosów trzeba będzie podmalowywać co kilka tygodni. Wybierz kolor, który będzie stanowić dopełnienie twojej skóry, pamiętając przy tym, że jasne barwy sprawią, iż przerzedzające się włosy będą wyglądy cieniej. Niektóre kobiety robią sobie pasemka, których kolory zlewają się dobrze z siwymi włosami. Ułatwia to późniejsze pokazanie się w całkowitej siwiźnie, jeśli (kiedy) będziesz tego chciała, oraz oznacza, że nie musisz domalowywać nasady włosów.

Zdrowe, błyszczące włosy są w dużym stopniu odzwierciedleniem tego, co dzieje się wewnątrz organizmu, dlatego wielkie znaczenie ma prawidłowe odżywianie się.

Rozdział czwarty

Dolegliwości medyczne

Objawy, których doświadcza się, przechodząc menopauzę, zwykle nie trwają długo. Obecnie jednak uznaje się, że zmiany zachodzące w tym okresie zwiększają ryzyko wystąpienia innych problemów zdrowotnych. W pewnych przypadkach predyspozycje genetyczne zwiększają to ryzyko, ale w wielu dobre zadbanie o siebie, począwszy od tego momentu, może zrobić dużo, by uchronić cię od takich komplikacji.

Osteoporoza

Współcześnie jest to najczęściej występujący problem zdrowotny u kobiet w drugiej połowie życia; na osteoporozę będzie cierpiała jedna kobieta na trzy przed osiągnięciem wieku 80 lat. Zaburzenie to polega na tym, że w miarę starzenia kości stają się cieńsze i mniej gęste, co zwiększa ryzyko złamań. Również mężczyźni cierpią na osteoporozę, chociaż rzadziej.

W zdrowych kościach nieustannie przebiegają procesy naprawy i odnowy. Stara tkanka kostna rozkłada się i jest zastępowana nową. Dzieje się to dzięki działaniu specjalnych komórek, zwanych osteoklastami, które niszczą starą kość, i osteoblastów, które tworzą nową tkankę. Ich funkcje kontroluje kilka różnych hormonów, w tym estrogen. Odgrywa on także rolę w zadbaniu o to, by kości dobrze przyswajały wapń i były silne.

U kobiet utrata tkanki kostnej rozpoczyna się mniej więcej w wieku 40 lat. Na początku przebiega stopniowo, lecz podczas menopauzy opadający poziom estrogenu przyspiesza proces. Utrata tkanki oznacza, że zmienia się wewnętrzna struktura kości – pojawiają się dziury, powodujące mniejszą gęstość mineralną kości. Wówczas zaś, jeżeli nie zostaną podjęte kroki zaradcze, nawet niewielki upadek może spowodować złamanie.

Problem z osteoporozą polega na tym, że nie daje ona prawie żadnych objawów, dopóki nie jest już poważnie zaawansowana. Nierzadko pierwszym znakiem ścieńczenia kości jest właśnie złamanie. Najczęstsze złamania występują w nadgarstkach, kostkach, biodrach, kręgosłupie i obojczyku; większość dotyczy kobiet powyżej 65 lat. Im więcej lat ci przybywa, tym bardziej rośnie ryzyko złamania, które może poważnie ograniczyć twoją niezależność. Złamanie w późniejszym wieku może być bardzo bolesne, a powrót do formy jest powolny. Może to skończyć się unieruchomieniem pacjentki w domu, niezdolnej do samodzielnego zadbanie o siebie. Osteoporoza może także powodować zagrożenie życia u starszych kobiet; wiele z pań, które doświadczyły złamania biodra, umiera w ciągu sześciu miesięcy z powodu innych problemów zdrowotnych lub komplikacji. Dzieje się tak dlatego, że upadek może być skutkiem osłabienia i ogólnie złego stanu zdrowia.

Jeśli zmiany w gęstości mineralnej kości zostaną uchwycone we wczesnym stadium, można podjąć różne rodzaje leczenia w celu zatrzymania utraty tkanki kostnej lub przynajmniej spowolnienia tego procesu. Coraz częściej też tkankę udaje się wzmocnić za pomocą nowo opracowywanych leków.

W Wielkiej Brytanii [i w Polsce] nie ma programu powszechnych badań przesiewowych w kierunku osteoporozy, niemniej grupy ludzi wysokiego ryzyka zostały rozpoznane. Jeśli zaliczasz się do którejkolwiek z poniższych, powinnaś poprosić swojego lekarza rodzinnego o skierowanie na badanie gęstości mineralnej kości (BMD). Są dowody, że zidentyfikowanie ludzi najbardziej narażonych na chorobę oraz ich leczenie może zmniejszyć o połowę ryzyko rozwinięcia się u nich osteoporozy.

Wysoki stopień narażenia na osteoporozę występuje u kobiety, jeśli

- miała histerektomię przed wiekiem menopauzalnym, co pociągnęło za sobą usunięcie jajników lub przedwczesną menopauzę z zachowaniem jajników;

- jest nałogową palaczką;
- regularnie stosuje tabletki steroidowe, jak np. prednisolon, np. na astmę czy artretyzm;
- wystąpiła u niej wczesna menopauza (przed 45. rokiem życia), nie wywołana zabiegiem chirurgicznym;
- cierpiała na przedłużający się brak miesiączki przed menopauzą;
- wykonywała mało ćwiczeń fizycznych w młodości;
- w przeszłości doświadczyła kilku złamań;
- straciła kilka centymetrów wzrostu;
- cierpiała na schorzenia jelit lub przeszła zabieg chirurgiczny na jelitach.

Statystyki wskazują, że bardziej narażeni na osteoporozę są jasnoskórzy drobni, szczupli ludzie oraz ci, których rodzice chorowali na osteoporozę, zwłaszcza jeśli zanotowano złamania stawu biodrowego w rodzinie ze strony matki.

Badania przesiewowe

Pomiar masy kostnej jest najlepszym sposobem wykrycia osteoporozy przed wystąpieniem złamania. Najpowszechniej stosowaną metodą jest podwójna absorpcjometria rentgenowska (DEXA). Specjalistyczne urządzenie robi pomiary gęstości kości w kręgosłupie, biodrze i nadgarstku. Proces jest całkowicie bezbolesny i trwa około 15 minut, a nowsze urządzenia mogą wykonać zadanie nawet szybciej. Kładziesz się na łóżku, kompletnie ubrana, z dużym wałkiem z gąbki pod udami, tak by kręgosłup był wyprostowany. Maszyna skanująca, która znajduje się z boku łóżka, przesuwa się powoli nad twoim ciałem. Jeśli lekarz uważa, że zaliczasz się do grupy wysokiego ryzyka zachorowania na osteoporozę, może zlecić dodatkowe prześwietlenia, weryfikujące diagnozę. Szokujące, ale w wielu rejonach Wielkiej Brytanii lekarz rodzinny nadal nie ma dostępu do aparatury DEXA, potrzebnej do wykonania tego prostego badania.

Jeśli masz oznaki złamania kręgów, takie jak ból pleców oraz osteoporotyczna utrata wzrostu, lekarz może zamiast tego poprosić o wykonanie zdjęcie rentgenowskiego.

Zapobieganie

Istnieje kilka sposobów, za pomocą których zarówno osoby wysoce narażone na osteoporozę, jak i te z prawidłową gęstością mineralną kości mogą co najmniej spowolnić utratę masy kostnej i być może całkowicie zapobiec złamaniom w późniejszym życiu.

Wapń

Prawie cały wapń, który mamy w organizmie, osadzony jest w kościach. Minerał ten jest fundamentem zapobiegania utracie masy kostnej, dlatego ważne jest, by zapewnić sobie właściwe spożycie wapnia. Proponowana ilość to 1200 mg dziennie w czasie menopauzy oraz 1400 mg dziennie w okresie pomenopauzalnym. Pół litra mleka zawiera około 750 mg (w mleku odtłuszczonym znajduje się nieco więcej wapnia niż w półtłustym czy pełnotłustym). 100 mg sera Cheddar zawiera 800 mg wapnia. Chociaż – jak widać – dobrym źródłem wapnia jest nabiał, biopierwiastek ten znajduje się też w rybach, zwłaszcza w ościach sardynek, łososia i małych sardynek z puszki.

Jeśli uzyskanie wystarczającej ilości wapnia z diety sprawia ci trudność, możesz stosować suplementy. Trzeba pamiętać, że niektóre rodzaje żywności (takie jak szpinak, pełnoziarniste płatki śniadaniowe, suplementy cynku, kawa, alkohol oraz stosowane na niestrawność środki zobojętniające kwas) mogą utrudniać przyswajanie wapnia, podobnie jak gazowane napoje typu coca-coli – dlatego bierz suplementy wapnia w innym czasie.

Utratę kości może spowodować także brak witaminy D, wytwarzanej przez skórę pod wpływem promieni słonecznych. Jest to z pewnością problem starszych ludzi, którzy nie są w stanie zbyt często wychodzić na dwór. Witamina D może być jednak zażywana w formie suplementu wraz z wapniem, co poprawi przyswajanie tego drugiego.

Ruch

Duży wpływ na gęstość mineralną kości, zwłaszcza w okresie okołomenopauzalnym, mogą mieć ćwiczenia fizyczne, takie jak jogging lub szybki spacer dwa, trzy razy w tygodniu. Nigdy nie jest za późno na ograniczenie skutków osteoporozy (więcej informacji na temat wszystkich rodzajów ćwiczeń znajdziesz w rozdziale 5).

Leki

Obecnie głównymi lekami zapobiegającymi osteoporozie są środki hormonalnej terapii uzupełniającej, bisfosfoniany (takie jak alendronian i Risedronat, które stosowane są również do leczenia tej choroby), oraz leki z grupy SERM, wchodzące w zakres terapii hormonalnej nowej generacji (patrz poniżej).

Hormonalna terapia uzupełniająca

U większości kobiet znacznie zagrożonych osteoporozą pierwszym krokiem jest zwykle hormonalna terapia uzupełniająca. Wykazano, że kuracja ta zapobiega dalszej utracie kości oraz zwiększa ich gęstość przed i po menopauzie. Terapię tę w celu leczenia osteoporozy można rozpocząć w dowolnym czasie po menopauzie, a jeśli jesteś w okresie okołomenopauzalnym i masz nieregularne miesiączki i możliwość zajścia w ciążę, lekarz doradzi ci jednoczesne stosowanie jakiejś formy antykoncepcji.

Obecnie nadal nie jest jasne, czy korzystny wpływ hormonalnej terapii uzupełniającej na masę kostną może być utrzymany po zakończeniu leczenia. W związku z tym większości kobiet stosujących tę terapię doradza się, by nie przerywały jej przez 5–10 lat, po którym to okresie skutki leczenia będą zweryfikowane. Ponieważ wciąż prowadzone są badania nad nowymi terapiami niehormonalnymi, kobieta może wybrać odpowiednią już po menopauzie (więcej informacji na temat hormonalnej terapii uzupełniającej znajdziesz w rozdziale 6).

Bisfosfoniany

Bisfosfoniany utrudniają osteoklastom rozkład tkanki kostnej. Główne rodzaje stosowanych obecnie bisfosfonianów to etydronial, który jest zapisywany w postaci Didronelu, oraz alendronian, zapisywany jako Fosamax, i rizedronian (Actonel). Etydronial stosowany jest w tabletce raz w tygodniu przez dwa tygodnie, następnie przez 76 dni bierze się suplementy wapnia. U niektórych kobiet występują skutki uboczne etydronialu, m.in. mdłości. Fosamax i Actonel są zażywane w postaci tabletek codziennie.

Bisfosfoniany mogą spowodować ciężką niestrawność i dlatego należy je przyjmować na czczo. Leki te hamują utratę kości spowodowaną przez długoterminowe przyjmowanie steroidów.

SERM

Dla kobiet zagrożonych osteoporozą, które nie mogą stosować (lub wolałyby nie stosować) hormonalnej terapii uzupełniającej, rozwiązaniem może być nowa kategoria terapii, a mianowicie selektywne modulatory receptorów estrogenowych (SERM).

Raloksyfen jest pierwszym lekiem z tej grupy uprawnionym do leczenia osteoporozy. Działa w podobny sposób jak Tamoksyfen, antyestrogenowy lek zapisywany niektórym paniom w celu zmniejszenia ryzyka raka piersi. Zwykle jednak stosowany jest przez kobiety w okresie pomenopauzalnym. Pierwsze dane sugerują, że Raloksyfen zmniejsza ryzyko wystąpienia raka, ale trzeba jeszcze poczekać na dane na temat jego wpływu na serce oraz mózg, gdyż lek ten niesie takie samo ryzyko zakrzepicy żył głębokich jak hormonalna terapia uzupełniająca.

Kalcytriol

Jest to aktywna forma witaminy D. Dowiedziono, że zapobiega utracie tkanki kostnej, lecz może powodować bardzo wysoki poziom wapnia we krwi i w moczu, co niekiedy wywołuje pewne problemy. Oznakami wskazującymi na zbyt wysoki poziom są mdłości, brak apetytu, bóle głowy oraz zmęczenie. Zbyt dużo wapnia w moczu może doprowadzić do powstania kamieni w nerkach. Dlatego u kobiet stosujących kalcytriol trzeba przeprowadzać regularne analizy krwi i moczu.

Choroba wieńcowa serca

Mimo że w grupie wiekowej od 35 do 44 lat na chorobę wieńcową serca cierpi o wielu więcej mężczyzn niż kobiet, później proporcje te wyrównują się. Wynika z tego, że zanim kobiety dojdą do pięćdziesięciu kilku lat, ryzyko choroby wieńcowej zaczyna u nich wzrastać. Po 75. roku życia zaś praktycznie nie ma już żadnej różnicy w zachorowalności między kobietami a mężczyznami.

Uchwycenie zwiększonego ryzyka choroby wieńcowej u dojrzałych kobiet zajęło trochę czasu, lecz liczby ukazują, że chociaż panie nadal żyją dłużej od panów, aż 50 proc. kobiet w okresie pomenopauzalnym umiera w Wielkiej Brytanii z powodu choroby serca w porównaniu do 8 proc. umierających na raka piersi.

Powszechnie uważa się, że do czasu menopauzy estrogen chroni kobiety przed chorobą wieńcową serca, dlatego panie stosujące hormonalną terapię uzupełniającą wydają się mniej narażone na tę chorobę. Jeśli wystąpiła u ciebie wcześniejsza menopauza (naturalna bądź wywołana zabiegiem chirurgicznym) i nie stosujesz terapii hormonalnej, możesz być bardziej narażona na chorobę wieńcową.

Ogromną rolę odgrywa też styl życia. Palenie, nadużywanie alkoholu, otyłość oraz brak ruchu zwiększają ryzyko zachorowania. W rozdziale 5 znajdziesz rady na ten temat. Warto pamiętać jednak, że nawet jeśli palisz niewiele, jesteś bardziej narażona na tę chorobę niż osoba całkowicie niepaląca, a rzucenie palenia z pewnością zmniejszy to ryzyko.

W grę wchodzą także inne czynniki. Jeśli chorujesz na cukrzycę lub masz wysokie ciśnienie krwi, również to wiąże się z chorobą serca. Cukrzyca może być poważnym czynnikiem ryzyka, który ujawnia się, gdy organizm nie jest w stanie wytworzyć wystarczającej ilości insuliny lub też prawidłowo wytwarzana insulina nie wystarcza do kontroli poziomu glukozy we krwi. Większość ludzi z cukrzycą w Wielkiej Brytanii cierpi na ten drugi typ cukrzycy (tzw. cukrzycę insulinoniezależną). Rozwija się ona w późniejszym wieku, dlatego też czasami zwana jest także cukrzycą o późnym początku. Mimo że dokładne przyczyny choroby nadal muszą być ustalone, występowanie jej w rodzinie, pochodzenie azjatyckie, otyłość oraz niedostatek ruchu zwiększają ryzyko zachorowania.

Kiedy nauczysz się kontrolować cukrzycę, trzymając się diety o niskiej zawartości tłuszczu, tracąc na wadze, wykonując ćwiczenia fizyczne i nie paląc, z pewnością zmniejszysz też ryzyko choroby wieńcowej serca. Jeśli chodzi o serce, jednym z problemów cukrzycy jest to, że może ona prowadzić do stwardnienia tętnic, czyli dużych naczyń krwionośnych, zapewniających zaopatrzenie w tlen i inne składniki głównym narządom, takim jak serce i nerki. Ryzyko jest tym większe, jeśli masz wysokie ciśnienie krwi.

Tymczasem w wieku średnim może rozwinąć się również nadciśnienie. Choć może nie mieć jednej konkretnej przyczyny, istnieją czynniki, które mu sprzyjają. Głównymi są nadwaga, mało ruchu oraz nadmiar soli i alkoholu w diecie. Wysokie ciśnienie krwi musi być kontrolowane i leczone. Jeśli zostanie zignorowane, może doprowadzić do uszkodzenia tętnic – zwęzić je i zmniejszyć ich elastyczność. To zaś oznacza, że narządy takie jak serce mogą nie otrzymywać wystarczającej ilości tlenu, a co gorsza, istnieje większe prawdopodobieństwo utworzenia się skrzepu, który całkiem pozbawi fragment serca bądź mózgu dostaw tlenu. Skutkiem jest zawał serca bądź udar mózgu.

Uważa się, że w chorobie wieńcowej serca odgrywa rolę także wysoki poziom cholesterolu, spowodowany zbyt dużą ilością nasyconego tłuszczu zwierzęcego w diecie, który prowadzi do tworzenia się osadu i zwężania tętnic. Początkowe leczenie polega na zmniejszeniu ilości tłuszczu w menu oraz zaaplikowaniu sobie więcej ruchu, wszystko to zaś następuje z ogólną korzyścią dla serca.

Co można zrobić?

Jeśli wiesz, że występuje u ciebie większe niż u innych ryzyko rozwinięcia się choroby wieńcowej serca, gdyż np. chorowali na nią członkowie rodziny lub doświadczyłaś przedwczesnej menopauzy, musisz dopilnować regularnych badań kontrolnych oraz dokonać potrzebnych zmian w stylu życia, obniżających ryzyko zachorowania.

Wśród lekarzy wzrasta tendencja do zalecania hormonalnej terapii uzupełniającej kobietom szczególnie narażonym na chorobę wieńcową, jeśli więc palisz, masz wysokie ciśnienie krwi i poziom cholesterolu bądź jesteś cukrzykiem, jest to jedna z możliwości, którą lekarz może ci zaproponować i którą warto poważnie rozważyć.

Ważna jest również regularna kontrola ciśnienia krwi raz w roku. Jeśli ciśnienie jest wysokie, być może będziesz musiała sprawdzać je częściej, a jeżeli zmiany w stylu życia nie obniżą go, lekarz może przepisać ci tzw. beta-blokery do utrzymania go pod kontrolą.

Podobnie jeśli zmiany w diecie nie obniżą poziomu cholesterolu, można sięgnąć po leki zwane statynami, które doprowadzają do obniżenia tego poziomu. Nawiasem mówiąc, jest też kilka pierwszych świadectw, że statyny mogą przyczyniać się do ograniczania osteoporozy.

Dusznica bolesna

Jeśli tętnice wieńcowe są częściowo zablokowane, może to wywołać dusznicę bolesną (*angina pectoris*) – ból w klatce piersiowej, który może rozprzestrzenić się na ręce. Zazwyczaj pojawia się po wysiłku, a ustępuje po kilku minutach odpoczynku. Spowodowany jest niewystarczającą ilością tlenu docierającego do mięśnia sercowego np. z powodu zwężenia tętnic. Leczyć można ją takimi środkami jak azotany, które szybko rozszerzają tętnice i przepuszczają przez nie krew. Z kolei beta-blokery, stosowane na nadciśnienie, zwalniają akcję serca, obniżając ciśnienie krwi i pozwalają człowiekowi więcej zdziałać, zanim zacznie się atak dusznicy. Blokery kanałów wapniowych również rozszerzają tętnice wieńcowe oraz zmniejszają tempo, w którym wapń dostaje się do mięśni, zwłaszcza mięśnia sercowego. Prawdopodobnie lekarz zaleci ci też stosowanie codziennie niewielkich dawek aspiryny w celu zmniejszenia ryzyka powstania skrzepu.

Jeśli leki nie usuną zadowalająco objawów, lekarz może zaproponować wykonanie specjalistycznego badania, angiogramu, a następnie małej operacji chirurgicznej, tzw. plastyki naczyń, tak aby rozciągnąć zwężone tętnice wieńcowe. Jeśli jedna lub więcej z nich jest zablokowana, często wykonuje się zabieg połączenia tętnic z ominięciem zwężenia (tzw. by-pass).

Co można zrobić samemu?

Możesz wiele uczynić sama, by zachować układ krwionośny w maksymalnie dobrej kondycji.

- Rzuć palenie.
- Kontroluj wagę.
- Ćwicz regularnie.
- Regularnie badaj ciśnienie krwi.
- Jeśli jesteś cukrzykiem, utrzymuj poziom glukozy we krwi we właściwym przedziale.
- Spożywaj dużo mniej tłuszczów wszelkiego rodzaju, szczególnie nasyconego tłuszczu zwierzęcego.

Więcej rad znajdziesz w rozdziale 5.

Nowotwory

W miarę przybywania nam lat wzrasta ryzyko zachorowania na raka. U kobiet po czterdziestce w szczególności rozwija się rak piersi, podczas gdy po pięćdziesiątce kobiety są bardziej narażone na raka jajników i macicy. W starszym wieku występuje zwiększone ryzyko zachorowania na raka jelit.

Poza prewencją najważniejszym czynnikiem w przypadku wszystkich odmian nowotworu jest wczesna diagnoza. Wiele rodzajów raka jest całkowicie wyleczalnych lub przynajmniej reagują one bardzo dobrze na terapię, dlatego ważne jest, by znać własne ciało, zauważać wszelkie zmiany i bezzwłocznie kontrolować je u lekarza.

Oto lista możliwych oznak nowotworu, opracowana przez European Code Against Cancer (Europejski Kodeks Walki z Rakiem). Jeśli zauważysz którąkolwiek z następujących oznak, natychmiast udaj się do lekarza:

- **Guzek w dowolnym miejscu na ciele**. Wyrób sobie zwyczaj regularnego sprawdzania piersi, tak byś dobrze wiedziała, jak wyglądają normalnie. Zwróć uwagę na ich kształt, wygląd brodawek sutkowych oraz jak piersi zmieniają się w ciągu miesiąca. Począwszy od wieku 50 lat będziesz wzywana na badania kontrolne piersi, powtarzane w Wielkiej Brytanii co trzy lata [o aktualny zakres badań okresowych w Polsce najlepiej zapytać swojego lekarza rodzinnego]. Mammografia wywarła ogromny wpływ na zmniejszenie śmiertelności z powodu raka piersi. Ale dobrze jest być też czujną samej, ponieważ, według szacunków Cancer Research Campaign (Kampanii na Rzecz Badań nad Rakiem), w większości przypadków oznaki nowotworu piersi zostają najpierw zauważone przez samą pacjentkę lub jej partnera.

- **Zmiana w wypróżnianiu się.** I tu musisz mieć świadomość, co jest dla ciebie normą – jak często masz wypróżnienia, czy stolce są miękkie czy twarde. Jeśli pojawią się jakieś zmiany (zaparcia albo biegunka), idź do lekarza, by upewnić się, czy wszystko jest w porządku. W niektórych rejonach Wielkiej Brytanii prowadzone są badania przesiewowe w kierunku nowotworu jelit, które mają zweryfikować ich wartość.

- **Nienormalne krwawienie.** Jeśli krwawisz pomiędzy miesiączkami, jest to znak, że dzieje się coś nieprawidłowego. W okolicach menopauzy miesiączki prawdopodobnie będą nieregularne, ale każde krwawienie w innym momencie powinno być natychmiast zgłoszone lekarzowi i zbadane. Może być wiele potencjalnych przyczyn krwawienia z pochwy – niekoniecznie na początku tej listy musi znajdować się rak macicy lub szyjki macicy – ale powinnaś udać się do lekarza, by to zdiagnozował. Jeśli nie miałaś miesiączki przez rok i po tym okresie pojawi się krwawienie, powinnaś pójść do lekarza na dokładne badania.

Do lekarza powinnaś także pójść, jeśli

- z niewiadomego powodu tracisz na wadze (chudniesz więcej niż 5 kg w ciągu dwóch miesięcy, choć zależy to również od twojego normalnego wzrostu i wagi), mimo że nie jesteś na diecie;
- nastąpiły dowolne zmiany w jakimś znamieniu na skórze, takie jak krwawienie, swędzenie, zmiana kształtu, wielkości czy koloru;
- masz kaszel lub chrypkę, która nie chce ustąpić.

Aby zapobiec rozwinięciu się nowotworu, należy wprowadzić dwie ważne zmiany w stylu życia: przestać palić i zdrowiej się odżywiać. Dieta ma wpływ na kilka rodzajów raka, wliczając w to nowotwory jelit oraz piersi.

Powinnaś również chodzić na regularne badania kontrolne pod kątem raka piersi i szyjki macicy, gdy zostaniesz o nich powiadomiona. Sensem tych badań jest wykrycie ewentualnego nowotworu w jego wczesnym stadium, kiedy można go leczyć z większym powodzeniem. Badania w celu wykrycia innych rodzajów raka nie są powszechnie organizowane, dlatego musisz być czujna i natychmiast zgłaszać lekarzowi wszelkie zmiany, które zauważysz.

Włókniakomięśniaki

Włókniakomięśniaki dość powszechnie zdarzają się u kobiet zbliżających się do menopauzy. Są to łagodne nowotwory, pojawiające się na lub w ścianie macicy. Jeśli są małe, będą dla ciebie niezauważalne, ale mogą zostać odkryte w trakcie rutynowego badania ginekologicznego. Jeśli natomiast urosną, mogą powodować długotrwałe, bolesne i obfite miesiączki. Bardzo duży włókniakomięśniak może uciskać pęcherz lub jelito. Możesz również wyczuwać guzy w brzuchu i będą one z pewnością widoczne w badaniu USG.

Małe włókniakomięśniaki zwykle powinny być obserwowane, na wypadek gdyby miały rosnąć, ale w przeciwnym razie rzadko się je leczy. Większe być może trzeba będzie usunąć. Do niedawna wiązało się to z usunięciem macicy (histerektomią), lecz opracowywane są alternatywne metody, które pozwalają leczyć mniej inwazyjnie przy użyciu zabiegu endoskopowego lub lasera. Wszystkie włókniakomięśniaki kurczą się w okresie menopauzy, chyba że stosowana jest hormonalna terapia uzupełniająca.

Histerektomia (usunięcie macicy)

W Wielkiej Brytanii rocznie ponad sto tysięcy kobiet przechodzi operację usunięcia macicy. Większość z tych kobiet jest po pięćdziesiątce.

W niektórych przypadkach wycięcie macicy jest zabiegiem ratującym życie, stosowanym np. w leczeniu nowotworu macicy, jajników, jajowodów czy szyjki macicy bądź zaawansowanej infekcji w rejonie miednicy. Coraz częściej uważa się zaś, że operacje takie nie są konieczne w innych okolicznościach, takich jak leczenie dużych włókniakomięśniaków lub obfitych miesiączek. Dostępne są alternatywne metody, np. spirala Mirena czy termiczna ablacja endometrium (przy użyciu lasera, rozgrzewanej pętli drucianej czy techniki mikrofalowej w celu usunięcia wyściółki macicy). Jeśli specjalista zasugeruje usunięcie macicy, powinnaś zawsze przedyskutować to z lekarzem rodzinnym oraz zebrać informacje na temat operacji, zanim się na nią zgodzisz.

Podczas histerektomii wielu chirurgów rutynowo usuwa też jajniki, kierując się poglądem, że kobietom w późniejszym wieku „nie są już potrzebne", a ich usunięcie obniża ryzyko nowotworu jajników. Jednak o ile jajniki nie są chore ani nie było przypadków raka jajników w twojej rodzinie, nie ma racjonalnego powodu do wykonania tego zabiegu i staje się on sprawą osobistego wyboru. Nadal będziesz miała owulacje, ale nie będzie miesiączek. Wcześniej może wystąpić menopauza. Po usunięciu jajników wystąpią u ciebie objawy menopauzy; większości kobiet w tej sytuacji proponuje się stosowanie hormonalnej terapii uzupełniającej.

Dopilnuj, by przed operacją omówić swoje życzenia z ginekologiem i dowiedzieć się, dlaczego jajniki miałyby być usunięte. Spytaj o możliwe następstwa operacji, takie jak utrata libido, przedwczesna niewydolność jajników (30 proc. nieusuniętych jajników przestaje funkcjonować w ciągu dwóch lat po histerektomii) oraz czy są inne rozwiązania, niepociągające za sobą interwencji chirurgicznej. Jeśli to potrzebne, zasięgnij opinii drugiego specjalisty.

Problemy z drogami moczowymi

Problemy z drogami moczowymi są dość częste w okresie menopauzy, a szczególnie po niej. Równie częste jest ukrywanie tego problemu, gdyż czujemy się zbyt skrępowane, by wspomnieć o tym komukolwiek, nawet bardzo bliskiemu.

Nietrzymanie moczu

O nietrzymaniu moczu wspomnieliśmy już w rozdziale 2, ale jest to tak powszechny problem, że warto go ponownie poruszyć. Przyczyną w wielu przypadkach jest osłabienie mięśni szyjki pęcherza moczowego, które kontrolują przepływ moczu. Stąd właśnie bierze się pośpiech (potrzeba oddania moczu jest tak pilna, że aż trudno na czas zdążyć do toalety) oraz częstotliwość (stale czujesz potrzebę udania się do toalety).

Z kolei problemem, który dotyczy kobiet w każdym wieku, jest wysiłkowe nietrzymanie moczu. Ocenia się, że około 80 proc. kobiet cierpi na nie na jakimś etapie życia, niemniej jest ono dużo częstsze w okresie menopauzy. Może okazać się, że popuszczasz mocz, a nawet dochodzi do krepującej katastrofy, kiedy się śmiejesz, kaszlesz, próbujesz coś podnieść lub wykonujesz ćwiczenia fizyczne. Jest to skutek osłabienia mięśni dna miednicy, spowodowanego porodem, forsownymi sportami (np. podnoszeniem ciężarów) oraz pewnymi zmianami, które zachodzą w trakcie menopauzy.

Wiele kobiet cierpi na tę przypadłość po cichu (być może i ty do nich należysz). Są zbyt skrępowane, by powiedzieć o tym lekarzowi, lub zakładają, że nic nie można w tej kwestii zrobić. Bez leczenia nietrzymanie moczu może poważnie zaburzyć jakość życia. Trudność sprawiać będzie wychodzenie z domu; proste robienie zakupów może stać się poważną wyprawą. Niektóre kobiety krępują się obecności innych ludzi, obawiając się, że będzie coś czuć. Bez przerwy zmieniają bieliznę. Cierpi również życie seksualne, jeśli zmoczą się w nocy.

Na rynku dostępnych jest kilka dobrych produktów, które zapewniają potrzebną ochronę. Są podobne do podpasek, lecz są w stanie wchłaniać znacznie większe ilości płynu, zapobiegając „katastrofie". Jednakże jeśli zdołasz pokonać skrępowanie i udasz się po fachową poradę, zobaczysz, że istnieje wiele sposobów pomocy, wliczając w to ćwiczenia dna miednicy w celu wzmocnienia mięśni tego rejonu (zobacz instrukcje w rozdziale 2), które mogą złagodzić bądź wyeliminować większość przypadków wysiłkowego nietrzymania moczu.

W terapii prądem inferencyjnym stosuje się impulsy elektryczne do ćwiczenia mięśnia dna miednicy. Wstrzyknięcia kolagenu (Contigen, kolagen pochodzenia bydlęcego) mogą być stosowane do utworzenia tkanki wokół pęcherza. W zakres innych terapii wchodzą leki, które kontrolują przepływ moczu, oraz pierścień z PCV, który może być używany przez starsze panie po menopauzie do stabilizacji i podparcia cewki moczowej. W niektórych przypadkach w celu wzmocnienia słabych mięśni można przeprowadzić zabieg chirurgiczny.

W Wielkiej Brytanii istnieją telefony zaufania, dzięki którym można prosić o radę i pomoc anonimowo, jeśli kobieta nie chce rozmawiać o tych sprawach wprost z lekarzem.

Zakażenia przewodów moczowych i pleśniawka

Uważa się, że spadek poziomu estrogenu powoduje, iż kobiety są bardziej podatne na takie zakażenia jak infekcja pęcherza. Objawy obejmują pieczenie podczas oddawania moczu, częstą potrzebę udawania się do toalety, ból w dole brzucha oraz nieprzyjemny zapach moczu. Jeśli nigdy przedtem nie miałaś zapalenia pęcherza, musisz jak najszybciej udać się do lekarza w celu uzyskania właściwej diagnozy. Jeżeli leczenie podejmie się we wczesnym stadium, istnieje większa szansa, że wszystko zakończy się na jednym rzucie choroby.

Lekarz będzie musiał wziąć próbkę moczu w celu zdiagnozowania infekcji pęcherza oraz ustalenia, która konkretnie bakteria je spowodowała. Dzięki temu będzie mógł zapisać serię właściwych antybiotyków.

Zarówno w trakcie zapalenia, jak i później, kiedy stan zapalny będzie już wyleczony, mogą ci pomóc pewne proste działania:

- Unikaj stosowania jakiegokolwiek mydła w okolicy genitaliów.
- Pij codziennie jak najwięcej wody – najlepiej około dwóch litrów, by „rozcieńczyć" bakterie, które mogą być obecne w pęcherzu.
- Wyrób sobie zwyczaj podcierania się w toalecie od przodu do tyłu zamiast odwrotnie, by zmniejszyć ryzyko infekcji z okolicy odbytnicy.
- Sok z żurawin (dostępny też w tabletkach) pomógł wielu kobietom uchronić się przed zapaleniem pęcherza. Dowiedziono, że zawiera pewien specyficzny środek chemiczny, który powstrzymuje pałeczki okrężnicy, bakterii powodującej zapalenie pęcherza, od przylegania do wewnątrznej wyściółki pęcherza. Wypijaj przed snem 30 mililitrów tego soku.

Pleśniawka jest zakażeniem drożdżakami i również występuje często w tym okresie, generalnie zaś trzy na cztery kobiety mają pleśniawkę w jakimś etapie życia. Objawami są obrzęk okolicy pochwy, któremu towarzyszy intensywne swędzenie oraz gęsta, biała wydzielina z pochwy, przypominająca nieco twarożek. Pleśniawka nie jest chorobą przenoszoną drogą płciową. Pojawia się, gdy zachwianiu ulega równowaga pomiędzy bakteriami i drożdżakami zazwyczaj żyjącymi w pochwie. Wskutek tego pewien rodzaj drożdżaka (bielnik biały) rozmnaża się szybciej niż zwykle, powodując, że rejon ten staje się zbyt zasadowy. Uważa się, że pewną rolę w rozwoju tego zakażenia odgrywają też antybiotyki, doustne środki antykoncepcyjne, zmiany hormonalne w trakcie miesiączki oraz ciąża, a w czasie menopauzy – cukrzyca i stres.

Ważne jest, by udać się do lekarza w celu właściwego zdiagnozowania pleśniawki, gdy jest to pierwszy rzut choroby, natomiast samo leczenie można przeprowadzić zarówno lekami na receptę, jak i dostępnymi bez recepty. Takie tabletki jak Diflucan czy Fluconazole uwalniają od pleśniawki w ciągu kilku dni. Można również nabyć krążki maciczne i kremy. Pamiętaj, że pleśniawka może wystąpić także u mężczyzn i że łatwo przenosi się ją w trakcie stosunku, więc jeśli dolegliwość ta ciągle wraca, twój partner powinien być także poddany leczeniu.

Sama możesz pomóc sobie, stosując się do rad podanych wyżej w odniesieniu do zapalenia pęcherza. Warte uwagi mogą okazać się też następujące wskazówki:

- Noś bieliznę bawełnianą oraz unikaj obcisłych rajstop i spodni, ponieważ pleśniawka rozwija się w wilgotnym, ciepłym otoczeniu.
- Naturalny, żywy jogurt (podobnie jak czysty sok z aloesu) przykładany na zewnątrz i wewnątrz pochwy u wielu kobiet likwiduje swędzenie oraz bolesność.
- Kremy ziołowe, np. z nagietka lekarskiego, mogą pomóc w zmniejszeniu swędzenia.

Kontrola zdrowia

Większość przychodni lekarzy rodzinnych ma w Wielkiej Brytanii „kliniki zdrowej kobiety". W zależności od lokalnego systemu organizacji możesz być wzywana na kontrolę lub umawiasz się na nią sama.

Klinika jest prowadzona przez pielęgniarkę z przychodni specjalistycznej lub lekarza rodzinnego. Mierzy się tam twoje ciśnienie krwi oraz w razie potrzeby pobiera wymaz z szyjki macicy. Będziesz poproszona o przyniesienie próbki moczu do przebadania pod kątem cukrzycy. Pobrana zostanie krew w celu sprawdzenia poziomu cholesterolu, funkcjonowania tarczycy oraz ewentualnej anemii. Zostaniesz zmierzona i zważona, co pozwoli na obliczenie wskaźnika masy ciała.

Jest to też idealna chwila do zadania pytań czy poproszenia o radę. Pielęgniarka może ci pomóc, jeśli chcesz obniżyć wagę, rzucić palenie lub skorzystać z jakichś zajęć gimnastycznych. Będzie mogła ci doradzić w sprawie diety, jeśli martwisz się, czy spożywasz dostatecznie dużo wapnia lub czy potrzebujesz dodatkowych witamin bądź suplementów. Możesz porozmawiać na temat badań piersi oraz gęstości mineralnej kości. Pielęgniarka zada ci pytania, dotyczące stylu życia, by zorientować się, co dodatkowo cię obciąża (być może musisz się opiekować starszymi rodzicami, masz małe dzieci lub nawet wnuki, którymi się zajmujesz, pracę zawodową).

Być może będzie ci wygodniej zapytać właśnie ją o pewne sprawy, takie jak nietrzymanie moczu, pleśniawka czy suchość pochwy. Jeśli doświadczasz objawów, które cię martwią, takich jak krwawienie między miesiączkami lub po stosunku albo niewyjaśnione guzki w piersiach, wszystko to będzie można później przebadać – najpierw u lekarza rodzinnego, a jeśli okaże się to konieczne, także u specjalisty.

Podstawowe badania

Badania przesiewowe piersi

Badanie przesiewowe jest ważnym sposobem, dzięki któremu można wykryć ewentualne problemy w ich wczesnym stadium, gdy pomyślne leczenie jest bardziej prawdopodobne. Począwszy od 50. roku życia, będziesz mogła wykonywać badanie piersi i powtarzać je co trzy lata. Zazwyczaj będzie się to odbywało w miejscowym szpitalu, na specjalnym oddziale lub w objazdowym punkcie badań piersi.

Mammografia (zdjęcie rentgenowskie piersi) zabiera bardzo mało czasu. Po przybyciu na miejsce sprawdzone zostaną twoje dane osobowe, a potem zostaniesz poproszona o rozebranie się do pasa, włącznie z biustonoszem (zazwyczaj można skorzystać ze szlafroka lub narzucić na siebie żakiet lub płaszcz). W czasie mammografii każda z piersi jest po kolei układana na aparacie rentgenowskim i delikatnie przyciśnięta w celu zrobienia dokładnego zdjęcia. Dla niektórych kobiet jest to dość nieprzyjemne, lecz badanie trwa na szczęście tylko kilka sekund. Jeśli twoje piersi są bardzo wrażliwe, postaraj się, by na następne spotkanie umówić się w inny dzień miesiąca. Wyniki będą do odbioru w ciągu dwóch tygodni. Mniej więcej 5 kobiet na 100 musi udać się potem na dodatkowe badania – w ich przypadku wyniki otrzymasz natychmiast – lub na jeszcze jedno zdjęcie, jeśli poprzednie nie było wystarczająco wyraźne.

Mammografia nie jest w stanie wykryć wszystkiego, nadal więc musisz być świadoma znaczenia samodzielnego badania piersi. Regularnie kontroluj je, po to byś wiedziała, jak wyglądają normalnie.

Poznaj swoje piersi

Sprawdzaj piersi raz na miesiąc lub dwa. Najodpowiedniejszym momentem jest któryś dzień w tygodniu po miesiączce lub ten sam dzień miesiąca, jeśli miesiączki u ciebie już ustały.

- Stań przed lustrem i przyjrzyj się obu piersiom pod różnymi kątami. Przypatrz się też brodawkom sutkowym: Czy coś się w nich zmieniło? Czy są ciemniejsze? (1)
- Trzymając obie ręce nad głową, przyjrzyj się uważnie, czy widać jakiekolwiek różnice między obiema piersiami (2).
- Mając ręce oparte na biodrach i skierowane do wewnątrz, przyjrzyj się piersiom ponownie z obu stron i od spodu (3). Na-

stępnie pochyl się w przód i zapamiętaj kształt piersi, tak byś potrafiła zauważyć ewentualne zmiany w przyszłości.

- Poszukaj, czy nie ma jakichś zmian wewnątrz piersi. Najłatwiej jest to zrobić pod prysznicem lub w wannie, gdy masz namydloną dłoń – lekko uciskając, zbadaj całą pierś dookoła (4).
- Wymacaj całą okolicę piersi, posuwając się w stronę pachy, by sprawdzić, czy nie ma tam żadnych zmian (5).

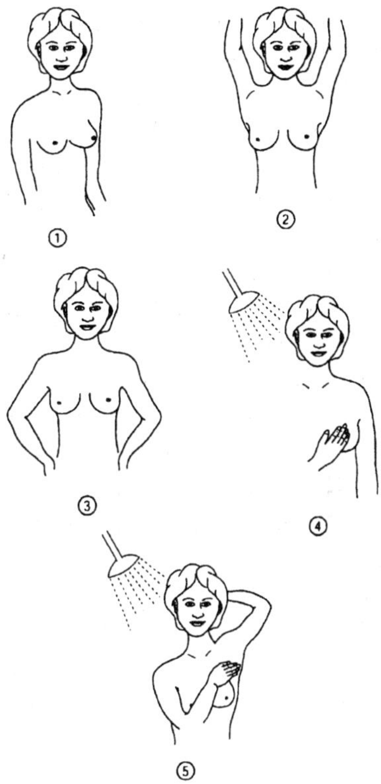

Wymaz z szyjki macicy

Wykonuj regularne badania, ponieważ mogą one wyjawić pierwsze oznaki nieprawidłowości. Wczesne leczenie raka szyjki macicy jest całkowicie pomyślne, więc jeśli jesteś bądź byłaś aktywna seksualnie, ważne jest przeprowadzanie takich badań kontrolnych.

I nie zapominaj...

- Najczęściej występującym problemem ze wzrokiem u kobiet po 40. roku życia jest presbiopia – dalekowzroczność związana ze starzeniem się. W miarę upływu lat kształt soczewki oka stopniowo zmienia się i trudniej jest nią ogniskować. Od tego momentu badaj swój wzrok raz w roku, by upewnić się, że masz przepisane właściwe okulary. Przeprowadzane jest również badanie na jaskrę – chorobę, która pojawia się, gdy upośledzony jest drenaż płynu z wnętrza oka. Stan ten można leczyć, gdy zostanie zdiagnozowany, jeśli natomiast pozostanie nieleczony, może powodować stopniową utratę wzroku aż do ślepoty.

- Twój słuch powinien być w dobrym stanie jeszcze przez wiele lat, ale pewną trudność może sprawiać ci słyszenie wyższych dźwięków. Jeśli masz wrażenie, że coraz trudniej jest ci słyszeć – wyłączając z tego mamrotanie nastolatków – udaj się do lekarza.

- Ważne jest również zatroszczenie się w tym czasie o zęby. W trakcie menopauzy bardziej prawdopodobne jest rozwinięcie się u kobiet choroby dziąseł (ropotoku). Jeśli pozostawi się ją bez leczenia, zęby obluzują się i trzeba będzie je usuwać. Chodź do dentysty dwa razy w roku na kontrolę, a do higienistki trzy razy w celu dokładnego wyczyszczenia zębów. Jednocześnie używaj właściwie szczoteczki, wykonując koliste ruchy w miejscu, gdzie spotykają się zęby i dziąsła, oraz dwa razy dziennie korzystaj z nici dentystycznych, by oczyszczać przestrzenie między zębami.

- Dbaj o stopy, jeśli chcesz, żeby ci nadal dobrze służyły. Paznokcie utrzymuj krótkie, obcinając je w prostej linii, nie zaokrąglając w dół. W przypadku odcisków czy zapalenia torebki maziowej w stawie dużego palca udaj się do specjalisty chorób stóp (podiatry), jeśli zaś jesteś chora na cukrzycę i zauważysz jakiekolwiek zranienia czy pęknięcia w skórze, udaj się do lekarza. Planując piesze wycieczki lub zintensyfikowanie ćwiczeń fizycznych, zadbaj o wygodne buty, by zmniejszyć ryzyko wystąpienia pęcherzy.

Rozdział piąty

Troska o siebie

Jest to okres w twoim życiu, kiedy siebie musisz postawić na pierwszym miejscu. Trzeba zwrócić uwagę na swoje zdrowie, fizyczne i emocjonalne. Pomoże ci to nie tylko lepiej radzić sobie z menopauzą, ale, co równie ważne, stworzy podstawę twojego zdrowia w późniejszych latach.

Nic nie zatrzyma kalendarzowego procesu starzenia się, ale można zrobić wiele, by uzasadnić powiedzenie, że „mamy tyle lat, na ile się czujemy". Możliwe jest spowolnienie pewnych procesów starzenia się oraz opóźnienie rozwoju wielu stanów – takich jak zwyrodnienie kości i stawów, choroba wieńcowa serca czy problemy oddechowe – które w niektórych przypadkach zagrażają życiu, a co najmniej mogą je uprzykrzyć, ograniczając twoje możliwości oraz podkopując nastrój.

Zmiana szkodliwych nawyków

Pewne szkodliwe przyzwyczajenia w miarę upływu lat znacznie zwiększają ryzyko chronicznych chorób czy przedwczesnej śmierci. Mam tu na myśli palenie, nadużywanie alkoholu oraz nadmierne jedzenie. Nadszedł odpowiedni czas, by te złe nawyki przełamać, jeśli tylko możesz.

Palenie

Statystyki wskazują, że liczba zachorowań na raka płuc wśród kobiet wzrasta, natomiast wśród mężczyzn spada. W Wielkiej Brytanii nowotwór płuc jest obecnie większym zabójcą kobiet niż rak piersi.

Z którejkolwiek strony spojrzymy, palenie jest wyniszczającym nałogiem. Znane są jego związki z różnymi rodzajami raka (najczęściej płuc, gardła i ust, szyjki macicy, pęcherza oraz nerek). Również prawdopodobieństwo wystąpienia takich problemów jak świszczący oddech, brak tchu i kaszel, jest u palaczy dwa razy większe niż u niepalących, a im dłużej palisz, tym bardziej ono wzrasta. Co więcej, jeśli nawet wypalasz dziennie dokładnie tyle samo papierosów co mężczyzna, ryzyko problemów z oddychaniem jest u ciebie większe – okazuje się, iż kobiety są bardziej podatne na zaburzenia oddechowe niż mężczyźni; być może wynika to stąd, że ich drogi oddechowe są mniejsze, a przez to narażone na większą koncentrację toksycznych substancji.

Poważniejsze jest ryzyko schorzeń serca i krążeniowych oraz takich jak przewlekłe zapalenie oskrzeli i rozedma płuc, a także rak ust, gardła i płuc. Ponadto u palaczek notuje się niższą gęstość mineralną kości niż u kobiet niepalących, ponieważ często występuje u nich niższe wchłanianie witaminy D i wapnia – niezbędnych dla zachowania zdrowia kości oraz ich odtwarzania się – toteż kobiety palące są bardziej narażone na osteoporozę.

U palaczek zwykle wcześniej występuje menopauza (średnio o dwa lata), a niektóre objawy, takie jak uderzenia gorąca, są dużo silniejsze. Jeśli po menopauzie nie stosujesz hormonalnej terapii uzupełniającej, będąc palaczką, jesteś bardziej narażona na chorobę wieńcową serca czy udar mózgu. Jeśli zaś chodzi o stronę estetyczną, jest bardziej prawdopodobne, że twoja skóra będzie pomarszczona, zwłaszcza w okolicy ust, a zęby i palce – przebarwione.

Rzucenie palenia

Nikt nie twierdzi, że rzucenie palenia jest łatwe, nawet jeśli mamy świadomość wszystkich grożących niebezpieczeństw. Prawdopodobnie próbowałaś już zrobić to kilka razy. Generalnie dużo łatwiej jest stać się niepalącym, gdy podejmie się taką decyzję samemu i z własnego przekonania, a nie ulega jedynie namowom rodziny czy lekarza.

Rzucanie palenia jest sprawą o charakterze bardzo osobistym. To, co działa w przypadku jednej osoby, może nie sprawdzić się u innej. Pomóc może świadomość, że korzyści wynikające z niepalenia zaczynają uwidaczniać się bardzo szybko po zgaszeniu ostatniego papierosa.

Oto co się dzieje, kiedy przestajesz palić:

- W ciągu 20 minut ciśnienie krwi oraz tętno wracają do normy.
- W ciągu 8 godzin poziomy nikotyny oraz tlenku węgla we krwi spadają o połowę, a poziom tlenu wraca do normy.
- W ciągu 24 godzin tlenek węgla zostaje usunięty z organizmu, a płuca zaczynają pozbywać się śluzu i innych pozostałości dymu papierosowego.
- W ciągu 48 godzin w ciele nie ma już nikotyny. Lepiej odczuwasz smak i zapach.
- W ciągu 72 godzin oddychanie staje się łatwiejsze.
- W ciągu 3–9 miesięcy wydolność płuc powinna zwiększyć się o 10 proc.
- W ciągu 5 lat ryzyko powstania choroby wieńcowej serca spadnie u ciebie o połowę w porównaniu z osobą palącą.
- W ciągu 10 lat ryzyko raka płuc będzie o połowę mniejsze niż u osoby palącej, a ryzyko zawału serca będzie takie samo jak u człowieka, który nigdy nie palił.

Jak pozbyć się nałogu

Kiedy się nad tym zastanowisz, odkryjesz być może, że palenie przestało być dla ciebie źródłem przyjemności, a jest jedynie swoistą „protezą psychiczną", służąc do łagodzenia stresu lub pomocy w koncentracji. Być może nie jesteś nawet świadoma zapalania papierosa; jest to automatyczny odruch.

Niektórym ludziom łatwiej było przerwać palenie z dnia na dzień, podczas gdy inni potrzebowali na to więcej czasu. Pewnym wyjściem może być ograniczenie liczby papierosów do pięciu dziennie, ale rzadko działa to na dłuższą metę. Przydać mogą się rozmaite „zastępniki": nikotynowe plastry czy guma (lecz wiedz, że wówczas nadal będziesz przyjmować pewną niewielką dawkę nikotyny, co może stać się kolejnym trudnym do przerwania nałogiem), hipnoterapia, akupunktura, terapia grupowa. Opracowano również specjalny lek o nazwie Zyban; wydaje się być dość skuteczny, jednak jest dostępny jedynie na receptę, a pewien niepokój budzi ryzyko wynikające z jego stosowania.

Wszystkie te i inne terapie mogą być bardzo efektywne, powodując, że nie tylko rzucasz palenie, ale, co ważniejsze, utrzymujesz ten stan. Allen Carr, prowadzący renomowaną poradnię antynikotynową, uważa, że tajemnica polega na przekonaniu siebie, że „jestem osobą niepalącą", a nie „byłym palaczem", kiedy zaś podejmuję decyzję, by wypalić ostatniego papierosa, uwalniam się od nałogu na dobre. Brytyjska państwowa agencja Quit (Rzucam) prowadzi telefon zaufania oraz bardzo pożyteczną stronę internetową. W końcu musisz jednak sama wybrać metodę, która będzie dla ciebie najlepsza. Nie zniechęcaj się, jeśli na początku ci się nie powiedzie. Za każdym razem, gdy będziesz próbować rzucić papierosy, coraz bardziej będzie ci bliżej do zostania osobą niepalącą.

Rzucałam palenie kilka razy i zawsze zaczynałam od nowa. Pewnego dnia przeczytałam w gazecie artykuł o kobiecie, która przestała palić dzięki akupunkturze. Postanowiłam spróbować, ponieważ autorka tekstu twierdziła, że przez pierwsze trzy dni czuje się wspaniale. Znalazłam w okolicy specjalistę od akupunktury i umówiłam się na wizytę następnego dnia rano.

Akupunkturzystka porozmawiała ze mną o moich przyzwyczajeniach nikotynowych – dlaczego palę, kiedy najwięcej i tak dalej. Potem położyłam się, a ona na pewien czas wbiła igły w okolice moich kostek – by mnie odprężyć, jak wyjaśniła – oraz umieściła po jednym kolczyku na górnym czubku każdego ucha. Gdybym poczuła chęć zapalenia papierosa, miałam uciskać te kolczyki.

Czułam się faktycznie zrelaksowana i przez trzy dni byłam w siódmym niebie. W końcu dopadła mnie jednak ogromna chęć palenia – ale przez następne dwa tygodnie naciskałam na kolczyki i ssałam landrynki jak szalona. Wreszcie kolczyki zostały usunięte, a chęć palenia po tych dwóch tygodniach bardzo u mnie osłabła. Odbyłam jeszcze dwie wizyty, w czasie których akupunkturzystka robiła mi jedynie masaże relaksujące.

Działo się to wszystko 12 lat temu. Od tego czasu nie miałam ochoty zapalić papierosa i tego nie zrobiłam.

Alkohol

Wypicie od czasu do czasu małego drinka nie jest wcale szkodliwe – lampka wina wieczorem, a nawet dwie, zrelaksuje cię po ciężkim dniu. Jest to też element towarzyskiego rytuału. Na początku alkohol działa odprężająco, po jego wypiciu rozpogadzamy się. Jednak zbyt duża ilość alkoholu może zwiększyć ryzyko wielu dolegliwości.

Alkohol wpływa na mózg; nawet umiarkowane spożycie może spowodować utratę niektórych komórek mózgowych. Nałogowe picie może uszkodzić wątrobę, tak że nie będzie ona w stanie przetwarzać środków odżywczych z żywności ani usuwać toksyn z krwi. Kobiety są bardziej narażone na to niż mężczyźni; marskość wątroby może rozwinąć się u nich już przy mniejszym spożyciu alkoholu. Alkohol jest też jedną z głównych przyczyn nadciśnienia tętniczego oraz zwiększa ryzyko rozwinięcia się pewnych odmian raka, zwłaszcza przełyku i wątroby. Może spowodować problemy trawienne, takie jak nieżyt żołądka i krwawienie z niego.

Nadużywanie alkoholu może wpłynąć na wiele narządów, ale najbardziej ryzykuje mózg. Tomografia komputerowa mózgu nałogowo pijących kobiet – a kobiety piją dziś znacznie więcej niż dawniej – pokazuje skurczenie się tkanki mózgowej. W testach psychologicznych kobiety te wypadają gorzej pod względem pamięci, prędkości reakcji, rozumowania i postrzegania. Nadużywanie alkoholu może prowadzić również do awitaminozy.

Zdarza się, że w okolicach okresu menopauzy niektóre kobiety zaczynają pić więcej. Może to być rodzaj ucieczki od stresu, depresji czy znudzenia, ale na dłuższą metę nie działa. W rzeczywistości alkohol jedynie potęguje te stany, w szczególności depresję. Zamiast pomóc zasnąć, powoduje bezsenność i może skomplikować sytuację, jeśli masz kłopoty ze snem.

Często trudno jest samemu zorientować się, że pije się za dużo (nie mówiąc już o przyznaniu się do tego). Większość nałogowo pijących osób potrafi po mistrzowsku ukrywać autentyczne ilości spożywanego alkoholu. Kiedy jednak uświadomisz sobie ten problem u siebie, masz dużą szansę coś z tym stanem rzeczy zrobić.

Obecnie wielkość spożycia alkoholu zalecanego kobietom (przyswajają one alkohol inaczej niż mężczyźni) wynosi nie więcej niż 2–3 jednostki dziennie i nie więcej niż 14 tygodniowo. Jednostka odpowiada lampce wina (125 ml) lub małemu kuflowi piwa (250 ml). Alkoholiczka regularnie spożywa 10 jednostek dziennie. Trzeba przy tym pamiętać, że jeśli pijesz w domu, wówczas – o ile nie używasz miarki – prawdopodobnie nalewasz sobie więcej niż jedną jednostkę naraz.

Badania wykazały, że osoby regularnie pijące (tzn. takie, które spożywają alkohol codziennie) są bardziej narażone na uszkodzenie wątroby niż te, które wypijają tę samą liczbę jednostek alkoholu mniej regularnie. Jeśli kobieta systematycznie pije trzy jednostki alkoholu co wieczór, coraz bardziej podkopuje swoje zdrowie.

Aby przekonać się, czy powinnaś zrobić coś w sprawie wypijanego przez siebie alkoholu, odpowiedz na następujące pytania:

- Czy ostatnio częściej bywasz pijana?
- Czy musisz zwalniać się z pracy z powodu kaca?
- Czy miewasz wypadki, kłótnie lub urazy z powodu picia?
- Czy zawsze pijesz wieczorem więcej, niż planowałaś?
- Czy często myślisz o tym, kiedy znów będziesz mogła się napić?

Jeśli odpowiadasz twierdząco na dowolne z tych pytań lub nie jesteś pewna, ile pijesz alkoholu, warto przez jeden tydzień zapisywać w kalendarzu wypijane drinki oraz ich pory. Da ci to jasne pojęcie o tym, co się dzieje, i będziesz mogła podjąć kroki w celu ograniczenia spożycia alkoholu, jeśli stwierdzisz, że przekraczasz zalecany limit.

Jeśli zaś wiesz, że pijesz więcej niż to bezpieczne, przekonaj się, czy odnosi się do ciebie któreś z następujących stwierdzeń:

- Jeśli nie wypiję codziennie drinka, brakuje mi go.
- Pierwszego drinka zawsze wypijam duszkiem.
- Zawsze pierwsza kończę drinka.
- Często mam kaca.
- Muszę się napić przed pewnymi wydarzeniami czy sytuacjami.
- Nad ranem czy w środku nocy miewam drgawki i poty.
- Wydaję na alkohol więcej, niż mnie na to stać.
- Zamawiam podwójne drinki, gdy przychodzi moja kolej.
- Często mam ochotę na alkohol.
- Irytuję się, gdy inni napomykają o moim piciu.
- W głębi ducha czuję się skrępowana swoim piciem.
- Piję alkohol wcześnie w ciągu dnia.

Według Alcohol Concern, brytyjskiej agencji do spraw przeciwdziałania alkoholizmowi, człowiek prawdopodobnie ma problem alkoholowy lub wręcz uzależnił się od niego, jeśli:

- Musi wypijać coraz więcej alkoholu, by uzyskać ten sam skutek.
- Zawsze budzi się rozedrgany i bardzo spocony.
- Potrzebuje wypić, by zacząć dzień.
- Wypija duże ilości alkoholu w ciągu dnia, nie upijając się.
- Czuje się nieswojo, gdy nie ma drinka pod ręką.
- Kłamie w sprawie swojego picia.
- Ukrywa picie alkoholu oraz jego koszty.

Co możesz zrobić?

- Spróbuj wypijać pierwszego drinka później.
- Zastępuj napoje alkoholowe bezalkoholowymi lub niskoprocentowymi.
- Nie wypijaj szybkich drinków w czasie lunchu czy po pracy.
- Zorganizuj się tak, aby mieć przynajmniej dwa bezalkoholowe dni w tygodniu – pomocne może być zapisanie się na zajęcia sportowe czy podjęcie jakichś nowych zainteresowań.
- Wybieraj alkohole do sączenia – być może wypijesz mniej, pijąc np. piwo zamiast wódki – i pij wolniej.
- Jeśli pijesz w domu, kup mniejsze kieliszki lub miarkę do drinków, tak byś mogła kontrolować ilość wypijanego alkoholu.
- Powiedz przyjaciołom i rodzinie, że postanowiłaś ograniczyć alkohol.
- Znajdź inne sposoby odprężania się – np. sport czy techniki relaksacyjne.

Porada fachowa

Poszukaj numer telefonu zaufania dla osób z problem alkoholowym – tam uzyskasz poradę i pomoc [W Polsce główną instytucją, która zajmuje się sprawami nadmiernego spożycia alkoholu, jest Państwowa Agencja Rozwiązywania Problemów Alkoholowych (www.parpa.pl), która prowadzi m.in. działalność edukacyjną, profilaktyczną i leczniczą oraz dysponuje listą poradni specjalistycznych na terenie kraju.].

Kontrola wagi

Dzisiaj otyłość jest coraz większym problemem. W Wielkiej Brytanii do osób z nadwagą zalicza się aż 53 proc. kobiet (62 proc. mężczyzn), a do otyłych 17 proc. kobiet (20 proc. mężczyzn).

Szacuje się to zwykle na podstawie wskaźnika masy ciała, który omawiamy w dalszej części rozdziału.

Nadwaga może spowodować, że menopauza wystąpi u ciebie później (i będziesz miała mniej zmarszczek na twarzy), natomiast będziesz bardziej narażona na chorobę wieńcową serca, nadciśnienie tętnicze, problemy z biodrami i kolanami (które muszą dźwigać dodatkowe kilogramy), cukrzycę i różne nowotwory.

W okresie menopauzy większość kobiet przybiera na wadze, ale nie jest to nieuniknione. Przemiana materii spowalnia począwszy od 40. roku życia, toteż do prawidłowego funkcjonowania potrzebujesz mniej kalorii. Stąd, jeśli nadal będziesz jadała tyle samo (lub więcej) co dawniej i nie będziesz regularnie wykonywała ćwiczeń fizycznych, organizm nie zużyje tych dodatkowych kalorii i przytyjesz. Co ważniejsze zaś, gdy obniża się poziom estrogenu, zmienia się sposób, w jaki tłuszcz jest magazynowany w ciele – przesuwa się on z bioder i ud na brzuch. Oznacza to, że kobieta z nadwagą będzie swym kształtem przypominała mężczyznę. Tymczasem badania wykazują, że mężczyźni z dużymi brzuchami są bardziej narażeni na zawał serca, i to samo odnosi się do kobiet.

Jeśli zawsze miałaś problem z nadwagą, rozwiązanie go może być dość skomplikowane. Nie wystarczy jeść mniej; istnieją liczne dowody, że nadwaga nie jest powodowana wyłącznie nadmiernym jedzeniem. U wielu osób ta dodatkowa waga może wynikać z metabolizmu (energii, którą organizm zużywa na wykonanie takich czynności jak oddychanie, trawienie, utrzymywanie akcji serca), tradycji rodzinnych, a nawet z cech dziedzicznych. Niektóre kobiety winią za nadwagę hormonalną terapię uzupełniającą, ale związek taki jest słabo udokumentowany; w rzeczywistości może być odwrotnie, gdyż w przypadku wyższego poziomu estrogenu ciało tłuszczowe zwykle pozostaje wokół bioder i ud, a nie w talii.

Prawdopodobnie jesteś świadoma tego, czy masz problem z nadwagą czy nie, niemniej podajemy pożyteczną instrukcję, jak obliczyć swój **wskaźnik masy ciała** (BMI), który pokazuje proporcję tłuszczu, który dźwigasz w sobie. Najpierw zmierz swój wzrost w metrach oraz wagę w kilogramach. Potem podziel wagę przez kwadrat wzrostu. Powiedzmy, że masz 1,6 m wzrostu, a ważysz 65 kg. Podnosisz wzrost do kwadratu (czyli mnożysz 1,6 przez 1,6), co daje 2,56. Potem dzielisz wagę 65 przez 2,56, w wyniku czego otrzymujesz wskaźnik 25,39.

Jeśli wynik mieści się między 20 a 25, waga jest właściwa dla danego wzrostu. Jeśli wskaźnik jest pomiędzy 25 a 30, oznacza nadwagę. Jeżeli przekracza 30, mamy do czynienia z otyłością.

Natomiast prostsze od obliczania BMI jest zastosowanie się do ogólnie przyjętych wskazań dla kobiet, nie uwzględniających wzrostu. Jeśli w talii masz ponad 80 cm, powinnaś zgubić kilka kilogramów. Jeśli zaś masz ponad 88 cm, powinnaś udać się do lekarza i poradzić się, jak stracić nadmiar wagi.

Co możesz zrobić?

Nawet jeśli zrzucisz tylko trochę wagi, możesz obniżyć ciśnienie krwi oraz poziom cholesterolu. Dlatego jeśli w tym okresie życia zdecydujesz się nieco zeszczupleć, poprawisz ogólny stan zdrowia, a także będziesz lepiej wyglądała, poczujesz się pewniej i będziesz miała wrażenie, że nad sobą panujesz. Jeśli nadwaga u ciebie jest znaczna, powinnaś udać się po poradę do lekarza. Łatwiej też jest obniżać wagę w grupie, więc pomyśl o zapisaniu się do miejscowego klubu lub dogadaj się w tej sprawie z przyjaciółkami. Często pomocna jest świadomość, że masz z kim dzielić się swoimi sukcesami i niepowodzeniami, wymieniać poglądy i zachęcać się wzajemnie do realizacji zamierzeń.

> Miałam poważny problem z wagą od czasu urodzenia drugiego dziecka. Zawsze próbowałam jakiejś diety. Gdy miałam czterdzieści kilka lat, moja waga zwiększyła się znacznie i miałam siebie dosyć. Na poczcie zobaczyłam ogłoszenie o grupie, która powstawała w naszej wiosce. Nie miałyśmy żadnego konkretnego planu. Stosowałyśmy dietę typu „jedz mniej – waż mniej" z czasopisma dla kobiet i wszystkie płaciłyśmy wspólnie za wynajęcie sali. Po prostu byłyśmy grupą kobiet, które chciały schudnąć. Stawiałyśmy sobie takie same cele i wzajemnie się zachęcałyśmy. Niektóre z nas spotykały się też na spacerach czy w sali gimnastycznej. Proces utraty wagi był powolny i zdarzały się chwile zniechęcenia, ale zaletą takiej grupy było to, że ciągle się widywałyśmy i trudniej było się

z całej sprawy wycofać. Wszystkie schudłyśmy i mimo że później od czasu do czasu odrobinę przybierałam, nigdy to nie było więcej niż kilka kilo i łatwiej było mi je zrzucić ponownie.

Bezpieczne odchudzanie

Najskuteczniejszym sposobem na schudnięcie jest spożywanie mniej kalorycznych pokarmów. Jeśli jednocześnie regularnie ćwiczysz, powinnaś chudnąć mniej więcej 500 g na tydzień. Dla większości kobiet redukcja kalorii może oznaczać opuszczanie posiłków, stosowanie zamienników oraz spożywanie innych produktów dietetycznych dostępnych bez recepty, a także liczenie kalorii. Natomiast drakońskie diety, drastycznie zmniejszające spożycie kalorii w krótkim okresie, nie sprawdzają się. Z badań wynika, że choć początkowo schudniesz, prawdopodobnie w ciągu roku ponownie „odzyskasz" dwie trzecie tego, co zrzuciłaś. Dziewięćdziesiąt procent osób, które stosują drakońskie diety, w ciągu dwóch lat ponownie przybywa na wadze tyle, ile schudły, plus jeszcze trochę.

Diety niskokaloryczne, tj. zawierające mniej niż 1000 kalorii dziennie, są bardzo ryzykowne. Człowiek naraża się na niedobór witamin i minerałów, a oprócz tłuszczu może stracić też beztłuszczową masę ciała. Ponadto zwiększa się ryzyko utraty masy kostnej z powodu zachwiania równowagi hormonalnej.

Wchodzące obecnie na rynek leki takie jak Xenical (orlistat) pozwalają przyswajać dokładnie 30 procent tłuszczu, który spożywasz, ale jak dotąd są jedynie dostępne na receptę i mogą być stosowane tylko pod kontrolą. Mogą być rozwiązaniem dla pacjentów, u których wskaźnik masy ciała przekracza 30 i którzy nie są w stanie zeszczupleć, jedząc mniej i ćwicząc.

Zacząć się ruszać

Same ćwiczenia fizyczne mogą nie doprowadzić do schudnięcia, ale wraz z mniej kaloryczną dietą mogą pomóc stracić nadwagę, a jeśli będziesz je kontynuowała, waga prawdopodobnie będzie utrzymywać się na stałym poziomie (dalej przeczytasz więcej na temat ćwiczeń fizycznych). Przekonasz się też, że możesz mieć szczuplejszą figurę i wzmocnić mięśnie. Badania wskazują, że ludzie, którzy włączają ćwiczenia fizyczne do programu odchudzania, utrzymują swą nową wagę łatwiej niż ci, którzy jedynie zmieniają dietę. Ponadto podnoszą gęstość mineralną kości.

Aby z powodzeniem zeszczupleć, musisz postawić sobie realne, a nawet umiarkowane cele i realizować je powoli. Zwiększy to twoje szanse na schudnięcie i zachowanie nowej wagi. Najlepszą i najbezpieczniejszą metodą jest przeprowadzenie długoterminowej zmiany stylu życia oraz tego, co i ile jesz.

Dobrze zjeść

Pokarm dostarcza organizmowi środków odżywczych niezbędnych do prawidłowego funkcjonowania. Jest to szczególnie ważne w okresie menopauzy, kiedy pojawia się dobra okazja do gromadzenia zapasów na nadchodzące lata. Podstawą jest równowaga: niczego nie należy jeść ani za dużo, ani za mało, lecz postarać się, by w diecie obecne były rozmaite podstawowe środki odżywcze: białka, węglowodany, tłuszcze, witaminy, minerały i pierwiastki śladowe.

Zrównoważona dieta jest konieczna dla odnowy komórek, dla utrzymania zdrowia układu odpornościowego, który chroni nas przed chorobami, oraz dla stawów i mięśni, tak by właściwie funkcjonowały. W okresie menopauzy szczególnie ważne jest skupienie się na obszarach najbardziej zagrożonych – sercu i kościach. Kilka niewielkich zmian w sposobie odżywiania się może mieć naprawdę wielkie znaczenie.

Uważaj na swoje serce

W czasie menopauzy kobiety stopniowo tracą dodatkową ochronę, zapewnianą przez estrogen, i z tego powodu stają się tak samo narażone na chorobę wieńcową serca jak mężczyźni (zobacz rozdział 4). Można wspomóc swoje serce, rzucając palenie, zmniejszając spożycie alkoholu, regularnie wykonując ćwiczenia fizyczne (patrz poniżej) i dbając nieco bardziej o dietę – w szczególności zmniejsz ilość spożywanych tłuszczy, soli i cukru.

Zbuduj silne kości

Zarówno kobiety, jak i mężczyźni w wieku trzydziestu kilku lat zaczynają tracić masę kostną, ale w czasie menopauzy ta strata zwiększa się, ponieważ organizmowi brakuje estrogenu, który pomaga zachować siłę kości, przyciągając do nich wapń. Poza ruchem, kości potrzebują odpowiednich dostaw wapnia – około 1200 mg dziennie. Idealnie byłoby uzyskiwać go z naturalnych źródeł, takich jak mleko, jogurt, oleiste ryby, suszone morele i brokuły.

Jeśli jesteś pewna, że nie otrzymujesz wystarczającej ilości wapnia, zażywaj go w formie suplementu. Wybierz preparat, który zawiera również witaminę D oraz magnez, ponieważ oba te składniki służą lepszemu przyswajaniu wapnia

Zadbaj o trawienie

W okresie menopauzy wiele kobiet cierpi na zaparcia, dlatego w twojej diecie powinna znaleźć się odpowiednia ilość błonnika – pochodzącego z pełnoziarnistych płatków śniadaniowych, nasion strączkowych, ciemnozielonych warzyw liściastych, orzechów i ziaren. Ten rodzaj pożywienia daje też poczucie sytości, co ułatwia powściąganie apetytu.

Należy także pić dużo wody; średnio około dwóch litrów dziennie. Częściowo będzie pochodzić ona z owoców i warzyw, ale reszta powinna być spożyta w postaci czystej wody, niesłodzonych soków owocowych lub chudego mleka. Napoje takie jak herbata, kawa czy coca-cola zawierają co prawda dużo wody, ale również kofeinę, działającą jak środek moczopędny, który zwiększa stopień usuwania wody z organizmu. Ponadto napoje typu coli są bogate w fosforany, które usuwają wapń, przez co są szkodliwe dla kości.

Zmiany hormonalne oraz hormonalna terapia uzupełniająca mogą wywołać nietolerancję na pewne rodzaje żywności, które dotąd z przyjemnością jadałaś. Jeśli masz takie objawy jak biegunka, mdłości, ból jelit, wzdęcia, migrena, ogromne zmęczenie czy zaparcia, twój przewód pokarmowy próbuje ci coś powiedzieć.

Nie ma wątpliwości, że wszyscy stajemy się coraz bardziej wrażliwi na pewne rodzaje żywności – zwłaszcza na te, które zawierają środki konserwujące lub które były spryskane pestycydami czy innymi związkami chemicznymi. Antybiotyki podawane zwierzętom oraz ptactwu domowemu mogą trafiać do układu trawiennego człowieka i zakłócić równowagę flory jelitowej. Taka reakcja na pewne rodzaje pożywienia często bywa trudna do zdiagnozowania. Jeśli zaś i tak doświadczasz drażliwości i przemęczenia, typowych dla menopauzy, możesz nie wpaść na trop, że również jakaś żywność przyczynia się do tych dolegliwości. Warto jednak wziąć to pod uwagę, zwłaszcza jeżeli poważnie cierpisz na wzdęcia i inne problemy jelitowe.

Najczęstszymi rodzajami żywności, które w dzisiejszych czasach zdają się wywoływać nietolerancję u dorosłych, są produkty mleczne oraz pszeniczne. Może się tak zdarzyć, że organizm w tym wieku po prostu wyczerpał swój limit na przyjmowanie pewnych produktów. Bywa tak zwłaszcza w przypadku pszenicy. Jeśli ktoś jadł płatki czy bułkę na śniadanie, hamburgera na lunch, a makaron na obiad, na przestrzeni lat spożył naprawdę sporo pszenicy.

Naturalnie będziesz chciała zweryfikować wszystkie te objawy u lekarza, ale jeśli czujesz, że pewne pokarmy mogą powodować u ciebie złe samopoczucie i dyskomfort, spróbuj zapisywać przez dwa tygodnie, co jesz i jak się po tym czujesz. W ten sposób będziesz w stanie wskazać winowajcę. Kiedy już to zrobisz, możesz usunąć te produkty ze swojej diety i zobaczyć, jak to na ciebie wpłynie. Pszenicę można zastąpić artykułami z żyta czy kaszy jaglanej, a zamiast mleka krowiego można stosować sojowe, kozie czy owcze. A nawet jeśli nie masz większych problemów trawiennych, być może przekonasz się, że znakomicie wpływa na ciebie zjadanie dużej ilości surowych owoców i jarzyn.

Zapobieganie nowotworom

Uważa się, że bogata w błonnik dieta, która zawiera dużo świeżych owoców i warzyw, może zmniejszyć ryzyko zachorowania na pewne rodzaje raka – zwłaszcza piersi i okrężnicy. Potrzebne są również spore dostawy przeciwutleniających witamin E i C. Stosując się do porad dotyczących układu trawiennego, będziesz jednocześnie chroniła się przed rozwojem tych rodzajów raka.

Zapoznaj się z zaleceniami

Mimo że w przeszłości w zaleceniach żywieniowych panował pewien chaos, obecnie zostały wypracowane i są łatwiejsze do zrozumienia oraz zastosowania w życiu konkretne wskazówki dotyczące zdrowego odżywiania się w celu uzyskania zrównoważonej diety.

- Zjadaj przynajmniej pięć porcji warzyw i (lub) owoców dziennie (świeżych bądź mrożonych), najlepiej na surowo bądź gotowanych na parze. Jedz dużo ciemnych warzyw zielonych, takich jak brokuły, szpinak, kapusta. Jako przekąskę między posiłkami wybieraj marchewkę, seler naciowy, banany, jabłka i inne świeże owoce.
- Zjadaj porządną porcję żywności bogatej w skrobię, np. chleb, ryż, makaron (najlepiej pełnoziarnisty) i ziemniaki. Zawierają one naturalne cukry, które są uwalniane powoli, by zapewniać stabilność energii.
- Do swojej diety włącz pewne produkty mleczne, takie jak odtłuszczone mleko, jogurt i twarożek, by sprawić, że otrzymasz wystarczającą ilość wapnia (1200 mg dziennie). Jeśli nie tolerujesz nabiału, zażywaj odpowiednie suplementy wapnia.
- Spożywaj dużo mniej tłuszczów nasyconych pochodzących z produktów mięsnych. Jeśli jesz mięso, odkrawaj widoczny tłuszcz. Używaj oliwy z oliwek zamiast masła. Spróbuj jadać posiłki mięsne nie częściej niż dwa razy w tygodniu.
- Jadaj rybę – przynajmniej trzy razy w tygodniu. Oleiste ryby – łosoś, makrela, śledź, sardynki – zawierają kwasy tłuszczowe omega-3, które pomagają obniżać ryzyko choroby wieńcowej. Również inne rodzaje ryb są dobrym źródłem białka i nie są

bogate w tłuszcz, pod warunkiem że ich nie smażysz lub nie polewasz sosem śmietanowym.

- Pozyskuj część białka ze źródeł nie pochodzących od zwierząt – z fasoli, soczewicy oraz innych roślin strączkowych, np. soi.
- Zmniejsz spożycie soli w celu kontrolowania ciśnienia krwi. Poza mniejszym spożyciem słonej żywności dodawaj bardzo mało soli do posiłków i w ogóle nie stawiaj solniczki na stole. W celu wzmocnienia smaku zamiast soli używaj ziół i przypraw.
- Zmniejsz spożycie cukru, tak by chronić zęby, utrzymać stałą wagę i zmniejszyć ryzyko zachorowania na cukrzycę typu drugiego (insulinoniezależną).
- Zamiast smażenia czy gotowania żywności, przygotowuj ją na grillu, gotuj na parze albo piecz w piekarniku. Nie używasz wtedy za dużo tłuszczu, a żywność zachowuje więcej środków odżywczych.

Aktywność fizyczna

Ruch jest ważny w każdym okresie życia. Jeśli jednak chcemy pozostać aktywni pomimo przybywających nam lat, tym bardziej musimy pamiętać, by ćwiczyć swoje ciało i nie pozwolić mu „się zastać". Dla kobiet w okresie menopauzy ćwiczenia mają ogromne znaczenie zarówno na krótką, jak i na dłuższą metę.

Ćwiczenia fizyczne mogą pomóc opanować przybywanie na wadze, które zachodzi w tym okresie, chociaż jeśli już ćwiczysz i jesz tyle samo co dawniej, niewykluczone, że będziesz musiała ćwiczyć więcej (i jeść trochę mniej!), by zachować dotychczasową wagę. Gimnastyka może również złagodzić objawy menopauzy. Uderzenia gorąca oraz nocne poty mogą być bardziej znośne i rzadsze, a regularny ruch zmniejszy bóle mięśni.

Na dłuższą metę systematyczne ćwiczenia obniżają ryzyko choroby wieńcowej serca, udaru mózgu, cukrzycy i osteoporozy, a także zredukują poziom ciśnienia krwi i cholesterolu. Zgubisz tkankę tłuszczową oraz zbudujesz beztłuszczową masę ciała. Zobaczysz również, że twoje ogólne samopoczucie poprawi się, będziesz mniej zestresowana i zyskasz bardziej pozytywne nastawienie do życia i siebie samej. Poprawi się także sen, zmniejszą się lęki i stany przygnębienia. Łatwiej będzie ci się koncentrować i jasno myśleć.

Jednym z natychmiastowych skutków ćwiczeń fizycznych jest uwalnianie endorfin w mózgu. Te chemiczne przekaźniki nerwowe dają wyjątkowe wrażenie dobrego samopoczucia, zazwyczaj zaraz po ukończeniu treningu. Powodują, że czujesz się jak w siódmym niebie.

Oto kilka wskazówek, zanim zaczniesz ćwiczyć:

- Wybierz właściwy typ ćwiczeń dla siebie. Nie kieruj się popularnością i modą. Jeśli dany rodzaj aktywności nie daje ci satysfakcji, będzie ci coraz trudniej ją kontynuować.
- Rozpoczynaj powoli i zwiększaj wysiłek stopniowo. Mniejsze jest wtedy ryzyko odniesienia kontuzji.
- Ćwicz w grupie lub wspólnie z koleżanką, by mieć wsparcie i zachętę.
- Wykonuj rozmaite ćwiczenia. Dzięki temu nie dopuścisz do znudzenia, a także będziesz pewna, że nie przeciążasz jakiejś jednej części ciała, zaniedbując pozostałe.
- Zawsze rób rozgrzewkę. Mięśnie rąk i nóg rozgrzewa się przed ćwiczenia właściwymi po to, by zmniejszyć ryzyko ich nadwyrężenia oraz naderwania więzadeł.
- Generalnie prowadź bardziej aktywne życie – niechaj ruch będzie tak naturalny w twoim życiu jak codzienne mycie zębów.
- Baw się dobrze – ćwiczenia powinny być czymś, co sprawia ci przyjemność!

Co zrobić, by wytrwać?

Łatwo jest zacząć ćwiczyć, trudniej jest wytrwać. Większość ludzi zaczyna z wielkim zapałem, ale jeżeli nie postawisz sobie jakichś konkretnych krótko- i długoterminowych celów, będzie ci bardzo trudno kontynuować gimnastykę i zachować początkowy entuzjazm.

Twoje cele muszą być realistyczne. Na początek możesz postawić sobie np. trzymiesięczny cel ćwiczenia aerobiku po 20 minut dziennie (tak by nie zziajać się zanadto). Celem na dłuższą metę może być udział w 3-kilometrowym marszobiegu lub przepłynięcie 30 basenów podczas zawodów na jakiejś imprezie turystycznej.

Pomóc może również wyznaczenie konkretnej pory dnia na ćwiczenia – oczywiście trzeba podchodzić do tego elastycznie, ale dobrze jest wybrać porę doby, w której najlepiej funkcjonujesz. Jeśli masz więcej energii rano, a w domu panuje wtedy cisza, może to być najodpowiedniejszy czas na ćwiczenia. Z drugiej strony, jeśli chodzisz do pracy, właściwszą porą może być wczesny wieczór.

Jeśli z jakiegoś powodu przepadnie ci sesja ćwiczeń, nie przejmuj się tym za bardzo, lecz spróbuj jak najszybciej wrócić do ustalonego porządku.

Słuchaj swojego ciała

Przerwij ćwiczenia, jeśli coś cię zaboli, zakręci ci się w głowie, zrobi niedobrze czy zabraknie ci tchu. Powinnaś je także przerwać, jeśli bicie serca nie wróci do normy po pięciu minutach lub jeśli puls jest nieregularny.

Podczas gimnastyki powinnaś czuć, że ćwiczysz różne części ciała. Będziesz oddychała szybciej i trudniej, ale jeśli zacznie ci bardzo brakować tchu, zwolnij tempo.

Na początku będziesz czuła mięśnie, to normalne, ale nie powinno cię nic boleć. Jeśli pojawia się ból, oznacza to, że prawdopodobnie wykonałaś za dużo ćwiczeń i za szybko. Zrób sobie przerwę i zacznij ponownie, gdy będziesz gotowa.

Każdego roku w styczniu obiecywałam sobie, że to będzie rok, w którym rozpocznę regularne ćwiczenia, ale jakoś nigdy się to nie udawało. Zapisałam się na zajęcia gimnastyczne w miejscowym klubie, jednak po paru tygodniach przestałam tam chodzić. Próbowałam pływania, ale nigdy to mnie całkiem nie wciągnęło, więc i to skończyło się fiaskiem. Wspomniałam o tym koleżance i okazało się, że miała podobne doświadczenia – także chciała ćwiczyć regularnie, ale wytrwanie w tym sprawiało niemałą trudność.

Postanowiłyśmy spróbować razem, a przez pierwsze sześć miesięcy pozwoliłyśmy sobie nawet na wzięcie instruktorki tylko dla nas dwu. Była znakomita, na początku sprawdziła naszą kondycję i przygotowała dla nas tygodniowy program, stopniowo zwiększając poziom bezpiecznie wykonywanego wysiłku. Musiałyśmy też prowadzić dziennik i zapisywać w nim, co codziennie zrobiłyśmy. Świadomość, że będziemy ją widywać raz w tygodniu, pomagała nam mobilizować się do ćwiczeń. Po sześciu miesiącach byłyśmy gotowe same je kontynuować, gdyż stały się naturalnym elementem naszego tygodniowego rozkładu zajęć.

Maksymalnie wykorzystaj ćwiczenia fizyczne

Aby osiągnąć dobry poziom sprawności ogólnej, musisz trenować trzy jej aspekty – tak by poprawić swą wytrzymałość, siłę i gibkość. Jeśli przez pewien czas nie ćwiczyłaś, masz dużą nadwagę lub jakieś problemy zdrowotne, wówczas przed rozpoczęciem regularnych ćwiczeń powinnaś skonsultować się z lekarzem.

Wytrzymałość

Chodzi tu o ćwiczenia dotleniające, które wpływają na układ sercowo-naczyniowy, usprawniając pracę serca oraz przyspieszając oddech. Dzięki nim będziesz mogła ruszać się dłużej bez wyczerpywania się i nie będziesz zaraz zziajana. Wpłyną one korzystnie na serce, płuca, a także na trawienie. Wybierz taką aktywność, która sprawia ci przyjemność, musi być jednak dość energiczna – szybki marsz, taniec, jogging, zajęcia z aerobiku czy nawet prace domowe albo w ogrodzie. Zacznij od sesji 10–15-minutowych i wydłużaj czas wybranej aktywności do 20–30 minut 3-5 razy tygodniowo na takim poziomie intensywności, który przyspiesza oddech, ale nie doprowadza cię do utraty tchu – powinnaś móc bez trudu prowadzić rozmowę. Aktywność taka ma charakter obciążeniowy, a w konsekwencji pomaga także w utrzymaniu masy kostnej. Pamiętaj, by na początku robić sobie lekką pięciominutową rozgrzewkę, biegnąc w miejscu oraz rozciągając mięśnie łydek i ud.

Siła

Silne mięśnie pozwalają wykonywać codzienne prace bez urazów i nadwyrężenia się. Wzmocnione mięśnie poprawią też twoją sylwetkę oraz zmniejszą ryzyko takich dolegliwości jak bóle pleców. Do ćwiczeń, które możesz wykonywać sama w domu, zaliczamy wzmacnianie mięśni brzucha, ud i ramion.

Obecnie większość miejskich czy osiedlowych ośrodków rekreacji ma sale gimnastyczne z urządzeniami do treningu siłowego, przeznaczonymi do poprawy napięcia mięśniowego. Zgłoś się na ocenę swojej kondycji do wykwalifikowanego instruktora i poproś o opracowanie programu odpowiadającego twojemu poziomowi sprawności. Jeśli wolisz ćwiczyć w domu, kilka „pompek" wykonywanych tak, że odpychasz się rękoma od ściany, pomoże wzmocnić ramiona, a przysiady wpłyną na uda i mięśnie nóg.

Gibkość

Praca włożona w poprawę gibkości ciała dzisiaj sprawi, że w przyszłości będziesz w stanie schylać się, rozciągnąć i sięgać wszędzie, gdzie trzeba. Najlepsze ćwiczenia poprawiające giętkość polegają na rozciąganiu różnych partii ciała – na wyciąganiu ramion do góry i w bok, na łagodnych skrętach tułowia itd. Większość sesji gimnastycznych zawiera elementy strechingu (rozciągania), ale jeśli szczególnie lubisz tego rodzaju ćwiczenia, być może najlepszym wyborem będzie joga, której pozycje wzmagają nie tylko gibkość ciała, ale i siłę mięśni (patrz rozdział 7).

Zarządzanie stresem

Wszyscy potrzebujemy odrobiny stresu w życiu, by mobilizował nas do działania. Istnieje jednak kolosalna różnica między nowym ekscytującym wyzwaniem, które rozpala w nas entuzjazm, choć budzi też pewne obawy, a takim rodzajem stresu, który zakłóca sen, wywołuje bóle głowy i pleców, kołatanie serca oraz takie problemy zdrowotne jak zespół nadwrażliwości jelita grubego.

Życie może być w okresie menopauzy stresujące z różnych powodów. Być może martwisz się o pracę, dzieci, relacje z ludźmi, coraz starszych rodziców. Do tego dochodzą objawy menopauzy, którym trzeba stawić czoło, oraz twoje rozmyślania na temat teraźniejszości i przyszłości. Nic dziwnego, że wiele kobiet w tym okresie ma ochotę po prostu zamknąć za sobą drzwi i od tego wszystkiego uciec.

Możesz mieć niewielki wpływ na zewnętrzne przyczyny swego stresu, a pogodzenie się z nimi jest już samo w sobie wyczynem. Można jednak nauczyć się reagować na te problemy i radzić sobie z nimi w sposób bardziej zrelaksowany.

Dla wielu kobiet jedną z pierwszych spraw, którą muszą opanować na tym etapie życia, jest sztuka przekazywania obowiązków innym. Jeśli byłaś szefową przez przeszło 20 lat, teraz nadszedł czas, byś nieco się cofnęła i przestała starać się robić wszystko sama. Decydując się porzucić rolę kobiety nie do zdarcia i mówiąc od czasu do czasu „nie", możesz przekonać się, że niektóre zadania wcale nie są tak pilne – można ich wcale nie wykonać albo przynajmniej odłożyć na później.

W dzisiejszych czasach kobiety usiłują łączyć kilka ról, co rodzi często wielkie emocje i poczucie winy. Bez względu na to, jak bardzo jesteś zapracowana, postaraj się codziennie znaleźć trochę czasu dla siebie. Nie musi to być długo. Idealne byłoby pół godziny, ale nawet dziesięć niezakłóconych minut jest lepsze niż nic. W tym czasie posiedź spokojnie, poczytaj, posłuchaj muzyki, weź kąpiel, pójdź na spacer – zrób coś, co lubisz i co pozwala ci się na chwilę wyłączyć. Ponadto co pewien czas spraw sobie prawdziwą przyjemność. Wybierz się z koleżanką do teatru, pójdź na masaż, idź do kosmetyczki na oczyszczenie cery, zmień fryzurę. Ciesz się życiem!

Naucz się odprężać

Medytacja bądź głęboki relaks mogą być bardzo pomocnymi sposobami wyłączenia się na chwilę. Trochę to potrwa, zanim nauczysz się powstrzymywać myśli zakłócające twój spokój, ale dobrym pierwszym krokiem jest skupienie się na odprężeniu ciała.

Proste ćwiczenie relaksujące

Nałóż luźne, wygodne ubranie, zdejmij buty i skarpetki (rajstopy). Upewnij się, że jest ci wystarczająco ciepło.

Połóż się na podłodze na macie lub złożonym kocu. Głowę oprzyj na poduszce, jeśli tak będzie ci wygodniej, a pod kolana podłóż złożony ręcznik, jeżeli czujesz napięcie, mając wyprostowane nogi.

Rozłóż stopy na boki, a ręce ułóż w pewnej odległości od ciała, zwracając dłonie do góry. Poczuj, jak całe ciało powoli odpręża się i zapada w podłogę. Niektórzy lubią dochodzić do tego stanu stopniowo, mocno napinając, a potem rozluźniając każdą partię ciała z osobna – stopy, nogi, uda, pośladki, plecy, ręce, ramiona, barki, szyję i głowę.

Upewnij się, że twoje dłonie zwrócone są ku górze, a palce rozluźnione. Poczuj, jak twoje barki odchylają się od głowy i luźno spoczywają na podłodze. Przymknij oczy, ale nie zaciskaj powiek i całkowicie rozluźnij szczękę – zęby nie powinny się stykać, a wargi winny być lekko rozchylone.

Oddychaj normalnie przez nos i pozostań w tej rozluźnionej pozycji mniej więcej przez dziesięć minut. Pod koniec ćwiczenia obróć się na bok, powoli otwórz oczy i zarezerwuj sobie jeszcze około pół minuty przed wstaniem i powrotem do realnego świata.

Zmiany w relacjach z ludźmi

Menopauza może być okresem wstrząsów w związkach między ludźmi. Musisz nauczyć się traktować swoje dzieci jak dorosłych, wobec starzejących się rodziców możesz zaś odgrywać rolę matki. Jednocześnie musisz się przyzwyczaić do bycia babcią. W twoim życiu może też gościć smutek po stracie rodziców oraz przyjaciół w twoim wieku.

Jest to okres, w którym wiele kobiet zaczyna krytyczniej przyglądać się swojemu związkowi z partnerem. Gdy dzieci są już poza domem, a emerytura zbliża się lub już nadeszła, zrozumiała staje się refleksja nad tym, czy życie, które dzielicie, jest takie, jakiego pragniesz. Żyjemy dzisiaj dłużej; dla niektórych par może to oznaczać dalsze 30 lat bycia razem. Coraz większa liczba kobiet wybiera ten moment, by rozpocząć wszystko do nowa – odchodzi z małżeństwa czy związku partnerskiego lub przeprowadza w nim kapitalny remont, tak by został na nowo zasilony. Oczywiście wiemy od dawna, że mężczyźni opuszczali swoje żony w tym okresie życia, ale dzisiejsze kobiety są nie mniej zdecydowane i otwarcie mówią, czego chcą dla siebie.

Nie wszystkie kobiety decydują się na zawarcie nowego związku. Wiele z nich odchodzi, ponieważ mają dosyć dzielenia z kimś życia; tęsknią za wolnością, którą zapewnia życie w pojedynkę. Jednak zanim podejmiesz taką decyzję, być może warto porozmawiać z kimś w poradni małżeńskiej.

> Opuściłam Adama dziesięć miesięcy po moich pięćdziesiątych urodzinach. W jakimś sensie wiem, że było to samolubne. Ale po głowie cały czas krążyła mi myśl, że życie jest takie krótkie, i zadawałam sobie pytanie, czy naprawdę chcę dalsze lata spędzić z osobą, której już nie kocham i nie szanuję.
>
> Nie jest aż tak cudownie, jak oczekiwałam. Często czuję się potwornie samotna i czasami martwię się, jak będzie wyglądać moja przyszłość, gdy nie będę już tak sprawna. Ale patrząc wstecz, myślę, że chyba moja decyzja była właściwa.

Jest to również okres, w którym powinnaś ponownie zastanowić się nad antykoncepcją. Jeśli rozpoczynasz nowy związek, być może po raz pierwszy od dłuższego czasu będziesz musiała zastosować antykoncepcję, zwłaszcza jeśli twój poprzedni partner miał zrobioną wazektomię (przerwanie nasieniowodu). Antykoncepcję powinnaś stosować przez dwa lata, jeśli menopauza wystąpiła przed 50. rokiem życia, a przez rok, jeśli jesteś po pięćdziesiątce. Poradź się w tej sprawie lekarza rodzinnego lub udaj się do kliniki planowania rodziny. W Wielkiej Brytanii najwyższy odsetek aborcji z powodu niechcianej ciąży występuje właśnie w grupie wiekowej 45–55.

Seks

W czasie menopauzy u wielu kobiet występują problemy spowodowane zmianami zachodzącymi w organizmie. Bolesność i suchość w pochwie może powodować, że seks sprawia mniej przyjemności, a nawet bywa bolesny. Jeśli nic z tym nie zrobimy, może to całkowicie zablokować pożądanie seksualne. Problem ten można rozwiązać przy użyciu środków zmniejszających tarcie. Rozmaite produkty można kupić w aptece bez recepty, od KY Jelly, prostego, opartego na wodzie intymnego żelu nawilżającego, który może być użyty przed stosunkiem lub w czasie gry wstępnej, do dopochwowej substancji nawilżającej, np. Replens (polikarbofil), którą stosuje się za pomocą aplikatora trzy razy w tygodniu, by zmniejszyć atrofię oraz zwiększyć nawilżenie i poziom kwaśności w pochwie. Pomocna jest również hormonalna terapia uzupełniająca, gdyż dzięki niej zwiększa się napływ krwi do pochwy. Miejscowo można stosować kremy pobudzające nawilżenie oraz estrogenowe.

Bardzo często ważną rolę w podejściu do seksu odgrywają emocje. Przygnębienie, zmęczenie czy brak pewności siebie i entuzjazmu mogą niekorzystnie wpływać na życie seksualne. Po prostu człowiek nie ma ochoty, a jeśli się przymusisz, może okazać się, że będzie ci trudno pobudzić się na tyle, by czerpać z seksu przyjemność. Z kolei wiele kobiet stosujących hormonalną terapię uzupełniającą twierdzi, że wspomogła ona ich życie seksualne, nie tylko redukując niedogodności fizyczne, ale także dając pozytywne nastawienie wobec siebie samej.

Jeśli twoje życie seksualne zawsze było satysfakcjonujące, a twój związek z partnerem jest udany, powinniście być w stanie razem znaleźć najlepsze rozwiązanie w celu odzyskania bliskości, którą dzieliliście do tej pory. Bardzo pomóc może rozmowa z partnerem o twoich odczuciach i zrozumienie przez niego sytuacji. Powinien wiedzieć, że są chwile, kiedy po prostu chcesz się przytulić i popieścić zamiast kochać. Jeśli natomiast twoje życie seksualne nie było w przeszłości satysfakcjonujące lub twój związek jest niepewny, fizyczne i emocjonalne objawy menopauzy będą odgrywały ważniejszą rolę. Zawsze bardzo pomocne jest rozmawianie ze sobą. Możesz też udać się po poradę do profesjonalisty w celu wyjaśnienia niepokojących cię kwestii.

Jednocześnie także twój partner może doświadczać zmian, które wpływają na wasze życie seksualne. Jeśli nadal pracuje, może podlegać różnym presjom, a stres ten może wpływać na jego zachowanie intymne. Jeśli wiesz lub podejrzewasz, że tak jest, pomóc może rozmowa na ten temat; być może znajdziecie sposób na odprężenie się. Chociaż debata na temat „męskiej menopauzy" nadal trwa, faktem jest, że starszemu mężczyźnie często dłużej zajmuje uzyskanie wzwodu i może nie być w stanie go długo utrzymać. Może upłynąć też trochę czasu, zanim ponownie będzie gotowy się kochać. Zmiany te spowodowane są niższym poziomem testosteronu. Niektórzy mężczyźni łatwo przystosowują się do tej nowej sytuacji, ale u innych stan ten bardzo osłabia ich pewność siebie. Wielu mężczyzn bardzo przejmuje się swoją sprawnością seksualną i jedno lub dwa niezadowalające doświadczenia wywołują u nich strach przed impotencją. Ten zaś może stać się samospełniającą się przepowiednią.

Jeśli twój partner nie może uzyskać wzwodu lub ma z tym problemy, spróbujcie o tym otwarcie porozmawiać. Często warto jest przekonać go, by poszukał rady u lekarza już na początkowym etapie, ponieważ może być na to jakaś prosta rada. Około połowy wszystkich przypadków zaburzeń erekcji ma podłoże czysto psychiczne; w takim przypadku najlepszą formą leczenia jest zazwyczaj poradnictwo seksuologiczne. Z kolei fizyczne powody impotencji mogą być spowodowane skutkami ubocznymi niektórych leków, zwłaszcza pewnych rodzajów beta-blokerów stosowanych w chorobach serca. Jeśli taka właśnie jest przyczyna, lekarz może zapisać inny środek. W przypadku cukrzycy uszkodzeniu mogą ulec nerwy, które zarządzają erekcją. Złe krążenie, zwłaszcza w tętnicach nóg, może wpłynąć na dopływ krwi do penisa.

Istnieją metody leczenia impotencji – najlepiej znanym środkiem farmakologicznym jest Viagra, a wydaje się, że działa ona również na kobiety. Są także inne możliwości, np. wstrzyknięcia papaweryny w penis, które mogą pomóc mężczyznom cierpiącym na choroby zaburzające dopływ krwi i połączenia nerwowe. Są również przyrządy, np. urządzenia próżniowe, które delikatnie wprowadzają krew do penisa.

Niemniej dla wielu kobiet (i ich partnerów) seks po menopauzie jest lepszy niż przedtem. Niektórzy ponownie odkrywają wolność młodości, korzystając z miłej premii, że nie trzeba kłopotać się antykoncepcją czy ciążą. Również jeśli jesteś samotna, twoje życie seksualne może być równie udane i aktywne, ale nadal musisz pamiętać o zabezpieczeniu się przed zakażeniami i AIDS. Jeśli jesteś mężatką, możesz zaznać więcej intymności teraz, kiedy dzieci opuściły dom, oraz mieć więcej czasu, odkąd przeszłaś na emeryturę. Nie jesteś już zmuszona do kochania się jedynie w łóżku w nocy na koniec długiego dnia, gdy oboje jesteście padnięci. Ze szczęśliwym, zdrowym życiem seksualnym jest bardzo podobnie jak ze sportem – im więcej go uprawiasz, tym większe są powody do satysfakcji.

Warto też pamiętać, że istnieją też inne sposoby sprawiania sobie wzajemnie przyjemności poza pełnym stosunkiem płciowym, zwłaszcza gdy macie teraz więcej czasu dla siebie. Wspólne poszukiwanie i eksperymentowanie w tej dziedzinie może być bardzo przyjemne.

Rozdział szósty

Czy hormonalna terapia uzupełniająca nadaje się dla ciebie?

Hormonalna terapia uzupełniająca (HTU) jest uznanym sposobem leczenia wielu objawów menopauzalnych, począwszy od uderzeń gorąca po suchość pochwy. Jej zadaniem jest uzupełnianie braku hormonów, w tym przypadku głównie estrogenu, którego nieobecność wywołuje objawy. Właściwie dobrana terapia – z dawką ustaloną odpowiednio dla konkretnej osoby – może dosłownie „postawić na nogi" kobietę cierpiącą z powodu męczących objawów menopauzy.

Co ciekawsze, jest ona coraz częściej przepisywana kobietom w okresie pomenopauzalnym ze względu na długoterminową ochronę przed niektórymi poważnymi i ograniczającymi sprawność chorobami w późniejszych latach.

Korzyści płynące ze stosowania terapii

Istnieje wiele powodów, dla których można stosować HTU. Po pierwsze, wykazano, że przynosi ulgę w niektórych najbardziej męczących objawach menopauzy – uderzeniach gorąca, nocnych potach, bolesnych stosunkach płciowych (z powodu suchości pochwy), problemach z drogami moczowymi oraz bólach głowy. Według statystyk, mniej więcej 90 proc. kobiet stwierdza, że po zastosowaniu terapii objawy u nich zupełnie ustały, a jeszcze większy odsetek kobiet mówi, że HTU przyniosła co najmniej pewną ulgę i osłabiła objawy.

Wyższy poziom estrogenu może również korzystnie wpływać na twój wygląd, zwiększając ilość kolagenu w skórze, dlatego kobiety stosujące tę terapię odkrywają, że ich skóra jest mocniejsza i ma mniej zmarszczek. Mogą też zachować sylwetkę z okresu przedmenopauzalnego, utrzymując smukłą talię i unikając wystającego brzucha – ale pod warunkiem, że stosują zrównoważoną dietę. Terapia ta daje też ogólnie dobre samopoczucie, zapewnia emocjonalną stabilność, poczucie panowania nad sobą, a często też powrót do utraconej pewności siebie.

Kobiety mówią często, że łatwiej im koncentrować się oraz wykonywać prace umysłowe. Poprawia się też sen, po którym czują się bardziej wypoczęte i który nie jest tak często przerywany. Kobiety, które stosują HTU, mogą też mieć bardziej zadowalające życie seksualne (co może wiązać się z zapobieganiem suchości pochwy). Uważa się także, że terapia ta może mieć bezpośredni wpływ na libido oraz na poczucie zaspokojenia (choć równie dobrze może być spowodowane faktem, że kobiety stosujące tę terapię wydają się mieć bardziej pozytywny stosunek do życia i do menopauzy).

Takie są główne powody, z których kobiety w okresie menopauzy uznają, że HTU jest warta stosowania. Ponadto coraz częściej bierze się też pod uwagę pewne wynikające z niej korzyści perspektywiczne.

Korzyści perspektywiczne

Spadek poziomu estrogenu w czasie menopauzy i po niej zwiększa u kobiety ryzyko osteoporozy i, co za tym idzie, cierpienia oraz niepełnosprawności, które może ona powodować. Z kolei choroba wieńcowa serca jest główną przyczyną śmierci wśród kobiet po 50. roku życia, co stawia je na takim samym poziomie ryzyka jak mężczyzn. Wiadomo, że przywracając obecność estrogenu, HTU zapewnia dobrą ochronę przed tymi dwiema chorobami.

Największe tempo utraty kości przypada na pierwsze lata po menopauzie. By zyskać maksymalną ochronę i zapobiec tej stracie kości, idealnie byłoby rozpocząć HTU już w czasie menopauzy zamiast po niej. Nigdy jednak nie jest za późno, jak wykazały badania starszych pań, które rozpoczęły stosowanie terapii w późniejszych latach życia i zmniejszyły u siebie ryzyko złamania kości biodrowej. Przywracanie właściwego poziomu estrogenu może również poprawić stan zębów, dziąseł, włosów i paznokci, wzmacniając je, zmniejszając ich kruchość oraz redukując ryzyko paradontozy (choroby przyzębia), która obluzowuje zęby.

Jeśli zaś chodzi o chorobę wieńcową serca, wydaje się, że HTU wpływa na cholesterol, obniżając poziom „złego" LDL, a zwiększając poziom „dobrego" HDL.

W miarę postępu badań odkrywa się coraz więcej długoterminowych korzyści tej terapii, choć prace nad tym trzeba jeszcze kontynuować. Może się okazać np., że terapia ta opóźnia początek choroby Alzheimera i innych zaburzeń wpływających na funkcjonowanie mózgu, daje pewien stopień zabezpieczenia przed rakiem okrężnicy i jelita grubego, a ponadto pomaga w zapobieganiu chorobie Parkinsona.

Jednocześnie istnieje jednak ryzyko skutków ubocznych wynikających ze stosowania HTU, o których trzeba pamiętać, zanim podejmie się decyzję o jej rozpoczęciu.

Na czym polega hormonalna terapia uzupełniająca?

Ujmując rzecz najprościej, HTU w interesującym nas przypadku jest farmakologicznym sposobem leczenia objawów menopauzy, które pojawiają się z powodu spadku poziomu estrogenu. Terapia ta uzupełnia obecność dwu hormonów – estrogenu i progesteronu – których organizm wytwarza w tym okresie mniej.

Obniżenie poziomu estrogenu wywołuje wiele nieprzyjemnych objawów – uderzenia gorąca, suchość pochwy, problemy ze snem i drogami moczowymi – którym skuteczną ulgę może przynieść uzupełnienie estrogenu. Z tego właśnie powodu w latach 50. ubiegłego stulecia została opracowana (głównie w USA) hormonalna terapia uzupełniająca. Do Wielkiej Brytanii przybyła dziesięć lat później. Dla wielu kobiet wydawała się być cudem gdyż odmieniła ich życie, usuwając bardzo dotkliwe objawy.

Późniejsze próby wykazały, że kobiety stosujące tę terapię rzadziej cierpią na osteoporozę (kruchość kości) i chorobę wieńcową serca. Stało się więc jasne, że może ona przynosić znacznie szersze korzyści.

Podawane hormony

Podstawowym hormonem stosowanym w HTU jest estrogen. Można skorzystać z dwóch rodzajów tej substancji: „naturalnych" estrogenów pochodzenia ludzkiego lub zwierzęcego (estradiol, estron, ekwilina, 17 alfa-dihydroekwilina) albo estrogenów syntetycznych (dienestrol, etynyloestradiol, mestranol), które dostępne są w różnych dawkach. Naturalne estrogeny podobne są do tych wytwarzanych przez organizm, natomiast syntetyczne mają zbliżone działanie, ale ich budowa jest inna – one właśnie występują w dużych dawkach w tabletkach antykoncepcyjnych.

Jeśli chodzi o terapeutyczne uzupełnianie estrogenu, dawka jest niższa i zazwyczaj podawany jest naturalny estrogen w celu zminimalizowania ryzyka powstania skrzepów krwi. Chociaż żaden z estrogenów stosowanych w HTU nie jest dokładnie taki sam jak te wytwarzane w organizmie, ostrożne dopasowanie dawki umożliwia ciału ich właściwie przyswojenie i wykorzystanie.

Progesteron

Innym ważnym hormonem żeńskim – zawsze włączanym do HTU u kobiet, które mają nieusuniętą macicę – jest progesteron. W latach 60. XX wieku uświadomiono sobie bowiem, że estrogen może pogrubiać śluzówkę macicy i zwiększać ryzyko rozwinięcia się tam raka.

Tabletki z naturalnym progesteronem są niewygodne do przyjmowania; by były naprawdę skuteczne, powinny być brane kilka razy dziennie lub w formie czopków. Dlatego opracowano syntetyczną formę hormonu – progestagen. Jego wadą jest to, że normalnie wywołuje miesiączkę, chociaż nowe rodzaje (stosowane również przez kobiety w okresie pomenopauzalnym) pozwalają tego uniknąć. W pierwszych kilku miesiącach terapii progestageny mogą także wywołać objawy przedmiesiączkowe, ale z czasem powinny one ustać.

Natomiast u kobiet, które przeszły histerektomię (usunięcie macicy), zazwyczaj bezpiecznie stosowany może być sam estrogen.

Testosteron

Testosteron jest innym hormonem, niekiedy podawanym w HTU, chociaż jest przyjmowany osobno. Również on jest wytwarzany u kobiet przez jajniki i uważa się, że odgrywa istotną rolę w utrzymywaniu libido, zwłaszcza po menopauzie. Kobiety, u których usunięto jajniki i macicę, często narzekają na poważne osłabienie popędu płciowego, czemu nie zaradza nawet przyjmowanie estrogenu. Często dzieje się tak z powodu gwałtownego spadku obecności testosteronu, dlatego u nich bardzo pomocna może być terapia tym hormonem.

Mimo że generalnie poziom testosteronu spada w czasie menopauzy, u większości kobiet spadek nie jest bardzo gwałtowny, a większość specjalistów uważa, że osłabione libido można skutecznie leczyć terapią estrogenową.

W ciągu ostatnich dziesięcioleci przeprowadzono wystarczającą ilość szeroko zakrojonych badań, by potwierdzić skuteczność HTU nie tylko w odniesieniu do bezpośrednich objawów menopauzy, ale także ze względu na jej długofalowe korzyści. HTU jest opcją najczęściej proponowaną, jeśli chodzi o zapobieganie osteoporozie, i bywa coraz częściej zalecana w celu ochrony kobiet przed wieńcową chorobą serca.

Kiedy należy stosować HTU?

Większość kobiet, które chciałyby stosować hormonalną terapię uzupełniającą, powinna rozpocząć ją dwa, trzy lata przed ostatecznym ustaniem miesiączek. Jest to okres, kiedy objawy menopauzy prawdopodobnie będą najbardziej uciążliwe i mogą ogromnie utrudniać życie. Jeśli menopauza wystąpiła u ciebie wcześniej lub usunięto ci macicę wraz z jajnikami, wtedy lekarz poradzi ci zacząć tę terapię jak najszybciej, pod warunkiem że będzie to dla ciebie bezpieczne. W ten sposób zmniejszy się prawdopodobieństwo wystąpienia pełni objawów menopauzalnych, a także otrzymasz dodatkową ochronę kości i serca.

Faktycznie jednak HTU można zacząć w każdej chwili – nawet po menopauzie. W tym przypadku nie będziesz jej stosowała w celu złagodzenia konkretnych objawów (np. uderzeń gorąca), lecz aby zapewnić długoterminową ochronę przed takimi stanami jak osteoporoza czy choroba wieńcowa serca. Statystyki wykazują, że rozpoczęcie HTU nawet kilka lat po menopauzie wciąż może zmniejszyć ryzyko złamania kości biodrowej.

Jeśli zdecydujesz się na tę terapię, wskazane byłoby stosowanie jej przez cztery do pięciu lat, tak by uzyskać z niej pełnię korzyści. Staje się jednak coraz bardziej jasne, że zabezpieczenie przeciw pewnym schorzeniom, takim jak choroba wieńcowa, jest skuteczne jedynie pod warunkiem dłuższej kontynuacji HTU. Dlatego niektóre panie utrzymują terapię przez 10–20 lat, a nawet dłużej.

Niemniej na pewno potrzeba wykonać więcej badań do odkrycia pewnych długoterminowych skutków HTU. Już wiadomo, że po 10 latach stosowania tej terapii zwiększa się ryzyko powstania raka piersi.

Jak stosować HTU

Hormonalną terapię uzupełniającą można stosować w formie tabletek doustnych, plastrów bądź żelu (hormony są wchłaniane wtedy przez skórę), wszczepu (środek wszczepiany podskórnie co sześć miesięcy w tkankę tłuszczową uda lub brzucha) lub miejscowo dopochwowo w postaci pierścienia, kremu lub krążka macicznego. Dostępny jest także szeroki wybór rozmaitych rodzajów HTU, jest więc w czym wybierać. Jeśli jeden rodzaj terapii ci nie odpowiada, możesz spróbować innego. Jednak ponieważ pacjentki często nie są świadome tego, że mogą próbować terapii o różnym składzie, wiele z nich stosuje leczenie krócej niż sześć miesięcy i rezygnuje z niego ze względu na działania uboczne. Inne kobiety, którym HTU mogłaby przynieść korzyści, nie stosują jej, ponieważ nie są pewne, jak na nie wpłynie; obawiają się np., że nieuniknione jest krwawienie miesięczne, lub słyszały czy czytały przerażające historie o możliwych konsekwencjach ubocznych.

Zazwyczaj przepisywane są preparaty zawierające naturalne estrogeny, gdyż przypominają one te, które wytwarza sam organizm, i zwykle dają mniej skutków ubocznych.

Masz także wybór różnych połączeń, jeśli chodzi o podawanie estrogenu i progestagenu.

Metoda cykliczna (sekwencyjna)

Stosujesz sam estrogen codziennie przez 21 dni oraz estrogen z progestagenem przez 12–14 dni. Potem w przypadku pewnych preparatów następuje siedem dni przerwy, a w przypadku innych – siedem dni tabletek placebo, gdy mogą wrócić uderzenia gorąca. W tym czasie występuje też krwawienie miesięczne, o ile nie miałaś histerektomii. Omów tę sprawę z lekarzem, gdyż bezpiecznie jest pominąć tabletki placebo.

Metoda trzymiesięczna

Metoda ta jest elastyczna w tym sensie, że stosuje się progestagen przez 14 dni raz na trzy miesiące. Zmniejsza to częstotliwość występowania krwawienia po przerwaniu serii tabletek do czterech razy na rok. W niektórych przypadkach krwawienie będzie coraz mniejsze, aż w końcu ustanie zupełnie. Takie leczenie jest skuteczne tylko u kobiet, które już mają bardzo nieregularne miesiączki lub dla których nieregularne krwawienie byłoby kłopotliwe.

Połączona metoda ciągła

Stosujesz estrogen wraz z bardzo małą dawką progestagenu codziennie bez przerwy. Przez kilka miesięcy może występować krwawienie, ale z czasem powinno ustać. Jest to przydatna metoda, jeśli stosujesz HTU długoterminowo, ale zaleca się ją tylko po upływie co najmniej roku od ostatniej miesiączki.

Ponadto omówić trzeba rozmaite sposoby aplikowania hormonalnej terapii uzupełniającej.

Tabletki

Jest to nadal najpopularniejszy sposób przyjmowania hormonów. Jeśli masz usuniętą macicę, będziesz przyjmowała po prostu tabletki z estrogenem. W przeciwnym wypadku estrogen zostanie przepisany wraz z progestagenem.

Jeśli jesteś przyzwyczajona do stosowania tabletek antykoncepcyjnych, prawdopodobnie łatwo przyzwyczaisz się też do HTU. Niektórym kobietom, które nie przyjmują regularnie tabletek, trudno jest jednak o nich pamiętać – zwłaszcza w pierwszych kilku miesiącach – a to oczywiście może zakłócić równowagę hormonalną i wystąpi u ciebie krwawienie międzymiesiączkowe. Jest to oczywiście spora niedogodność.

Prawdopodobnie wystąpią u ciebie pewne skutki uboczne przyjmowania tabletek, ponieważ zawierają one większe dawki hormonów ze względu na fakt, że muszą przejść przez przewód pokarmowy i wątrobę, by metabolizować się w organizmie. Zaletą jest natomiast łatwość, z jaką możesz przerwać terapię, jeśli wystąpią nieprzyjemne efekty uboczne i stwierdzisz, że ten rodzaj leczenia ci nie odpowiada.

Plastry

Niektóre panie wolą tę metodę, gdyż rozwiązuje ona problem pamiętania, by przyjmować tabletkę codziennie, chociaż pewne badania wykazały, że metoda ta nie wpływa tak korzystnie na obniżanie poziomu cholesterolu jak tabletki. Plaster będzie stale dostarczał dokładną ilość hormonu przez skórę bezpośrednio do krwiobiegu. Z tego powodu dawka jest niższa i mniejsze jest ryzyko wystąpienia skutków ubocznych.

Plaster należy zmieniać co trzy, cztery dni. Musi być przylepiony do czystej, suchej skóry, która nie może być wysmarowana kremem, posypana pudrem czy być świeżo po kąpieli z olejkami. Idealnie byłoby umieścić go w miejscu, które nie będzie się ocierać ani zginać. Większość kobiet wybiera górną część pośladka, brzuch lub wewnętrzną stronę uda. Jeśli masz wrażliwą skórę, za każdym razem powinnaś zmieniać miejsce plastra. Będzie się on zazwyczaj trzymał przez kilka dni pomimo brania prysznica czy kąpieli. Jeśli jednak się obluzuje, możesz przylepić następny, wiedząc, że uwalniana będzie ta sama stała dawka.

Pozostawanie bez plastra przez jakieś pół godziny nie wywoła żadnych niekorzystnych skutków, dlatego możesz go usunąć, gdy chcesz iść na basen czy się kochać, a obawiasz się, że może się odlepić czy być widoczny. Jeśli się opalasz, plaster musi być przykryty, a w solarium należy go usunąć.

Jeżeli masz stosować też progestagen, będziesz musiała używać dwóch plastrów przez pewien czas w miesiącu lub poszukać preparatu, który łączy oba hormony w jednym plastrze.

Wiele kobiet woli plastry od tabletek, ponieważ stała dawka uwalniającego się hormonu wywołuje mniej działań ubocznych. Jednak dawka ta jest ustalona na określonym poziomie przez producenta i trudniej jest ją dostosować do indywidualnych wymagań danej pacjentki.

Wszczepy

Wszczep estrogenowy zapewni ci stałą dawkę hormonu mniej więcej przez sześć miesięcy. Wykonuje się go w ramach małego zabiegu chirurgicznego w miejscowym znieczuleniu, by uniknąć bólu. Można przeprowadzić go ambulatoryjnie lub na sali operacyjnej bezpośrednio po wycięciu macicy czy usunięciu jajników. Chirurg robi małe nacięcie w skórze, w które wsuwa wszczep, a ranę zamyka jednym szwem lub maleńkimi plastrami (Steristrips), które można bezboleśnie usunąć po niecałym tygodniu.

Wszczepy są bardzo wygodne, gdyż dzięki nim nie trzeba pamiętać o zażywaniu tabletek czy zmienianiu plastra, lecz są trudne do usunięcia, dlatego musisz mieć pewność, czy ten sposób leczenia oraz dawka są dla ciebie właściwe. Często są zalecane w przypadkach stosowania HTU w celu zapobieżenia bądź leczenia osteoporozy, ponieważ poziom dostarczanego estrogenu jest wysoki. Zazwyczaj wszczepy zwierają tylko estrogen, ale jeśli masz obniżony popęd seksualny i estrogen nie ma na to wpływu, osobno możesz mieć wszczepiony testosteron.

Kremy lub krążki maciczne

Kremy są szczególnie przydatne, jeśli głównym objawem menopauzy jest suchość pochwy albo problemy z drogami moczowymi. Krem estrogenowy można wcierać w okolice pochwy lub wprowadzać go do niej za pomocą aplikatora. Skutki są czysto miejscowe, toteż pacjentka nie odnosi długoterminowych korzyści zapewnianych przez tabletki czy plastry. Można jednak stosować krem estrogenowy, żel czy krążek maciczny równocześnie z konwencjonalną HTU.

Jeśli nie borykasz się z silnymi uderzeniami gorąca czy nocnymi potami i w małym stopniu zagraża ci choroba wieńcowa serca oraz osteoporoza albo w ogóle nie chcesz stosować HTU, ta forma może być dobrą alternatywą. Niemniej jeśli zamierzasz przyjmować w ten sposób estrogen przez kilka tygodni, rozsądne będzie zażywać również tabletki progestagenu, gdyż pewna ilość estrogenu dostanie się jednak do krwiobiegu.

Żel

Kolejną alternatywną formą terapii jest żel estrogenowy, który wciera się codziennie w skórę nóg lub niższych partii tułowia. Przez lata ta forma terapii była popularna we Francji, a od niedawna dostępna jest w Wielkiej Brytanii (Estrogel). Ma zalety praktyczne, a tylko kilka minut upływa, zanim żel zostanie wchłonięty przez skórę. Trzeba jednak zachować ostrożność i pamiętać, by przynajmniej przez godzinę nie używać w tym miejscu żadnego kosmetyku.

Wkładka wewnątrzmaciczna

Wewnątrzmaciczna wkładka antykoncepcyjna z lewonorgestrelem jest dopuszczona do sprzedaży jako środek antykoncepcyjny oraz używana do leczenia obfitych miesiączek, niemniej w niektórych klinikach menopauzy jest stosowana jako progestagenowy komponent HTU. Uważa się, że w przyszłości produkt ten zyska licencję na leczenie menopauzy, gdyż pozwala na stosowanie terapii wolnej od krwawienia u znacznie młodszych kobiet.

Tibolon został opracowany do stosowania jedynie przez kobiety po menopauzie. Można go zalecić dopiero w rok po ostatnim krwawieniu miesiączkowym, a idealnie będzie, jeśli weźmiesz też trzy serie progestagenu (każdą przez 12 dni), by zmniejszyć wszelkie ryzyko grożące wyściółce macicy. Jego ogromną zaletą jest to, że nie wywołuje krwawienia, ponieważ nie pobudza wyściółki macicy. Inną korzyścią jego stosowania jest poprawa jakości skóry w okolicy pochwy, dzięki czemu mniej bolesny jest stosunek płciowy oraz obniża się ryzyko zakażeń pochwy i dróg moczowych. Może on także regulować poziom cholesterolu i redukować utratę tkanki kostnej. Uważa się ponadto, że ze względu na swe oddziaływanie maskulinizujące podnosi libido. Prowadzone są także badania nad tym, czy może on zapewniać skuteczną ochronę przed chorobą wieńcową serca.

Raloksyfen

Raloksyfen jest jednym z leków nowej generacji, zwanych selektywnymi modulatorami receptorów estrogenowych (SERM). Jednym z najlepiej znanych jest Tamoksyfen, lek stosowany w leczenia raka piersi oraz zapobieganiu nawrotowi tej choroby.

SERM zostały opracowane głównie po to, by kierować się w pewne rejony zapotrzebowania estrogenu. W przypadku raloksyfenu (leku dostępnego na receptę jako Evista) celem jest zapobieganie osteoporozie w kręgosłupie u kobiet po menopauzie. W przeciwieństwie do HTU nie ma on wpływu na bieżące objawy, takie jak uderzenia gorąca, a w rzeczywistości może nawet je wywoływać. Niesie on także takie samo ryzyko zakrzepicy żył głębokich, lecz zmniejsza niebezpieczeństwo raka piersi. Jest to jednak tylko pierwszy z wielu produktów powstałych wskutek badań i miejmy nadzieję, że w przyszłości leki tego typu może będą mogły być nakierowane również na inne rejony organizmu.

Skutki uboczne i ryzyko HTU

Mimo że dla wielu kobiet hormonalna terapia uzupełniająca jest idealnym leczeniem zarówno w trakcie menopauzy, jak i po niej, obecnie stosuje ją jedynie 20 proc. pań. Ponadto większość z nich kontynuuje ją przez tylko rok lub krócej, chociaż 70 proc. kobiet omawia opcję HTU z lekarzem. Interesujące jest, że grupą częściej sięgającą po to rozwiązanie są lekarki albo żony lekarzy – być może dlatego, że wiedzą o niej więcej niż inne kobiety i mają większe szanse uzyskać wyczerpującą odpowiedź na ewentualne pytania.

Jest wiele powodów, dlaczego aż tyle kobiet nie decyduje się na HTU lub przestaje ją stosować po krótkim czasie. W niektórych przypadkach dzieje się tak po prostu dlatego, że objawy menopauzalne są u nich bardzo łagodne, więc kobiety czują, że dadzą sobie radę całkiem dobrze bez leczenia. Jeśli należysz do tej grupy, to – mimo że zapewne bardzo rozsądnie zdecydowałaś się nie rozpoczynać tej terapii ze względu na objawy menopauzalne – możesz rozważyć stosowanie jej po menopauzie, po to by zachować zdrowie kości oraz zmniejszyć ryzyko choroby wieńcowej serca. Jeśli zaś należysz do grupy dużego ryzyka i jesteś wyraźnie narażona na te choroby, możesz tym bardziej skorzystać z HTU. Jeżeli nie masz pewności, czy jesteś narażona na którąś z tych chorób, powinnaś wykonać badanie gęstości mineralnej kości oraz skontrolować ciśnienie krwi.

Inne kobiety być może zostały wychowane w przekonaniu, że menopauza jest problemem, z którym same powinny sobie radzić. Mogą wahać się nawet przed pójściem do lekarza w sprawie swych objawów, uważając szukanie pomocy w tej kwestii za oznakę słabości. Istnieje też duża grupa kobiet, które uważają przekwitanie po prostu za naturalny etap życia wszystkich kobiet, a stosowanie hormonów uznają za sprzeniewierzenia się mu i w gruncie rzeczy manipulację naturą.

Inna duża grupa kobiet rozpoczyna HTU, lecz przerywa ją po kilku tygodniach lub miesiącach z powodu krwawienia oraz takich skutków ubocznych jak przybieranie na wadze czy tkliwość piersi. Jeśli któryś z tych problemów dotyczy ciebie, warto wrócić do lekarza czy kliniki menopauzy i upewnić się, czy dawka, którą otrzymałaś, jest dla ciebie rzeczywiście właściwa. Aby terapia była udana, dawka musi być indywidualnie dobrana dla danej osoby, co jest dziś w pełni możliwe dzięki dostępności przeróżnych preparatów.

Jednak zdecydowana większość kobiet, który mogłyby odnieść korzyści z tego leczenia, powstrzymuje się przed nim ze względu na ewentualne ryzyko, z jakim może wiązać się HTU zarówno na dłuższą, jak i na krótką metę. W szczególności chodzi o raka piersi oraz zatorowość (skrzep krwi utworzony wewnątrz naczynia krwionośnego, który odrywa się i blokuje tętnicę).

Cały czas prowadzi się tysiące rozmaitych badań nad menopauzą, HTU oraz różnymi związanymi z nimi stanami. Często ich wyniki trafiają na pierwsze strony gazet, choć dane badanie mogło być przeprowadzone na bardzo małej próbie, a kilka dni później wyniki innego badania mogły całkowicie zmienić wnioski z poprzedniego. Nic dziwnego, że nawet lekarzom trudno jest na bieżąco śledzić wszystkie te nowości. W rezultacie wiele kobiet decyduje, że lepiej jest zrezygnować z tej terapii niż zaryzykować i cierpieć dodatkowy dyskomfort spowodowany działaniami ubocznymi.

Faktycznie nie powinnaś stosować hormonalnej terapii uzupełniającej, jeśli:

- masz raka śluzówki macicy lub piersi;
- masz niezdiagnozowane krwawienie z pochwy;
- masz niezdiagnozowany guzek w piersi;
- masz istniejący zakrzep z zatorami;
- jesteś w ciąży.

Być może będziesz mogła stosować tę terapię, lecz powinnaś w tej sprawie poradzić się specjalisty i odbywać regularne badania kontrole, jeśli masz

- łagodne guzy piersi;
- chorobę wątroby bądź pęcherzyka żółciowego;
- włókniakomięśniaki;
- gruczolistość lub miałaś w przeszłości raka macicy;
- żylaki lub miałaś w przeszłości zakrzepicę;
- otosklerozę (rzadką chorobę, w której twardnieją małe kości ucha środkowego);
- chorobę wieńcową serca.

Z kolei jeśli masz cukrzycę lub nadciśnienie tętnicze, zaleca się stosowanie HTU z powodu jej ochronnego wpływu na serce. Trzeba jednak będzie regularnie sprawdzać poziom cukru oraz ciśnienie krwi.

Rak piersi

Obawa, że przyjmowanie dodatkowego estrogenu może prowadzić do raka piersi, naturalnie plasuje się wysoko na liście argumentów przeciw stosowaniu terapii hormonalnej, jakie sporządza sobie większość kobiet. Pierwszą sprawą, jaką należy zrobić, jeśli masz takie wątpliwości, jest przekonanie się, czy należysz do grupy wysokiego ryzyka w odniesieniu do tego rodzaju nowotworu. Jeśli odpowiesz twierdząco na dowolne z poniższych pytań, wtedy decyzję o stosowaniu tej terapii musisz bardzo dokładnie omówić z lekarzem i rozważyć wszystkie za i przeciw. Oczywiście im więcej zagrożeń z tej listy ciebie dotyczy, tym większe jest ryzyko rozwinięcia się raka piersi.

- Czy masz nadwagę – tzn. czy twój wskaźnik masy ciała jest wysoki?

- Czy wcześnie wystąpiła u ciebie pierwsza miesiączka?
- Czy w rodzinie ktoś miał raka piersi?
- Czy urodziłaś pierwsze dziecko w późnym wieku?
- Czy doświadczasz późnej menopauzy?

Jeśli myślisz o ryzyku kojarzonym z rakiem piersi, pamiętaj o tym, że choć w chwili obecnej 1 kobieta na 12 umiera na raka piersi, dane te odnoszą się do starszych osób, powyżej 75 lat. W wieku 50 lat ten stosunek wynosi 1 : 56. Musisz zatem spojrzeć na ryzyko śmierci z powodu raka piersi w kontekście innych zagrożeń dla swojego zdrowia, takich np. jak choroba wieńcowa serca.

Z analizy wszystkich dostępnych statystyk wyciągnięto wnioski, że istnieje nieco podwyższone ryzyko nowotworu piersi w związku z HTU (oprócz wynikającego z wieku) i że rośnie ono tym bardziej, im dłużej stosuje się terapię hormonalną. Patrząc na 1000 kobiet stosujących HTU przez okres 20 lat, u 47 rozwinął się rak piersi po pięciu latach terapii, a u 57 ta choroba po piętnastu. Jednak u tych kobiet, które nie stosowały HTU, ryzyko raka piersi wynosiło 45 na 1000.

Warto jednak pamiętać w tym kontekście, że niebezpieczeństwo rozwinięcia się u ciebie choroby wieńcowej serca wynosi 1 do 4, a złamania biodra 1 do 6. Toteż podejmując decyzję musisz przeanalizować swą osobistą sytuację i rozważyć idące za nią ryzyko oraz korzyści w rozmowie z lekarzem. Jeśli zaś sama będziesz regularne badać piersi, zwiększysz szansę szybkiego wykrycia ewentualnych zmian.

Skrzepy krwi (zakrzepica żył głębokich)

Nie powinnaś stosować HTU, jeśli masz zakrzepicę żył głębokich lub miałaś ją niedawno. W chorobie tej w głębokich żyłach nogi tworzy się skrzep. Dopóki stan nie będzie wyleczony, skrzep może oderwać się i powędrować w górę do płuc, tworząc tam czop zatorowy płucny, lub udar, jeśli zablokuje dopływ krwi do mózgu.

Jeśli zakrzepica wystąpiła u ciebie już pewien czas temu, być może będziesz mogła stosować HTU, niemniej raz przechodząc tę chorobę, jesteś bardziej narażona na jej nawrót. Powinny być przebadane u ciebie przez hematologa czynniki krzepliwości krwi, zwłaszcza proakceleryna, a wtedy będzie można w pełni przedyskutować argumenty za i przeciw terapii.

Jeśli masz inne problemy tego rodzaju, takie jak duże żylaki, nadwagę czy jesteś unieruchomiona, powinnaś stosować HTU ostrożnie, dbając, by przeprowadzano u ciebie regularne badania kontrolne.

Zakrzepica żył głębokich a daleka podróż

Każdy jest bardziej narażony na skrzepy w nogach w trakcie lotu trwającego dłużej niż cztery godziny czy podróży autobusem dłuższej niż osiem godzin. Oto co należy wtedy robić:

- Weź ze sobą dodatkowe dwa litry picia, by uniknąć odwodnienia.
- Co dwie godziny wstawaj i poruszaj się nieco.
- Wykonuj jakieś ćwiczenie nogami, by pobudzać krążenie.
- Załóż luźne, wygodne ubranie, a nie np. obcisłe dżinsy, które wpijają się w pachwinę.
- Unikaj alkoholu, ponieważ odwadnia on organizm, i stroń od środków uspokajających.
- Nie ma na to dowodów wynikających z systematycznych badań, ale niektórzy lekarze zalecają branie małej dawki aspiryny już na dwa dni przed podróżą. Porozmawiaj najpierw ze swoim lekarzem. Jeśli wyrazi na to zgodę, przyjmuj 75 mg aspiryny raz dziennie podczas posiłku i kontynuuj jej zażywanie przez dwa dni po podróży. Oczywiście nie stosuj jej, jeśli jesteś uczulona na aspirynę, przyjmujesz jakiś środek przeciwkrzepliwy, taki jak warfaryna (acenokumarol), masz rozpoznany wrzód żołądka lub karmisz piersią.

Nieprawidłowe krwawienie

Jeśli doświadczyłaś dowolnego rodzaju nieprawidłowego krwawienia z pochwy, będziesz musiała je dokładnie przebadać, zanim rozpoczniesz hormonalną terapię uzupełniającą.

Choroba wątroby

W większości form przyjmowania HTU, takich jak tabletki, hormony muszą przejść przez wątrobę w drodze do krwiobiegu, a estrogeny wracają potem do wątroby, by zostać w niej zniszczone i w końcu wydalone z moczem. Jeśli masz lub miałaś w przeszłości jakieś kłopoty z wątrobą, lepiej byłoby, byś stosowała tę terapię w innej formie niż doustna, być może w postaci plastrów, które dostarczają hormon prosto do krwiobiegu.

Włókniakomięśniaki

Jeśli masz włókniakomięśniaki w okresie menopauzy, zapewne ucieszysz się na wiadomość, że spadek poziomu estrogenu prawdopodobnie spowoduje ich skurczenie się. HTU może jednak przyczynić się do ponownego ich wzrostu. Mogą też wrócić takie objawy jak nieregularne krwawienia. Badanie ultradźwiękowe (USG) jest dobrym sposobem monitorowania wielkości włókniakomięśniaków. Jeśli są małe, być może będziesz mogła stosować HTU, ale będziesz musiała być uważnie obserwowana. Jeśli włókniakomięśniaki znacznie urosną, a terapia będzie na ciebie korzystnie wpływała pod innymi względami, rozwiązaniem może być usunięcie macicy. Po zabiegu będziesz mogła kontynuować terapię samym estrogenem.

Gruczolistość

Gruczolistość (endometrioza) występuje, kiedy małe kawałki wyściółki macicy, które są zrzucane co miesiąc w czasie miesiączki, cofają się w górę jajowodów lub dostają się nawet do jamy brzusznej. Te kawałki tkanki rosną i tworzą torbiele.

Każda kobieta cierpi w pewnym stopniu na tę przypadłość, dającą bóle około miesiączki. Ponieważ endometrioza powodowana jest obecnością estrogenu, w okresie menopauzy problemy te zazwyczaj ustępują. HTU może jednak „cofnąć" organizm niektórych kobiet o kilka etapów i sporadycznie gruczolistość może wrócić.

Musisz dokładnie rozważyć za i przeciw HTU, by zdecydować, czy korzyści płynące z tej terapii przeważają w twoim przypadku ryzyko nawrotu gruczolistości.

Kamienie żółciowe

Hormonalna terapia uzupełniająca znana jest z tego, że pogłębia kamicę żółciową, toteż jeśli miałaś w przeszłości kamienie żółciowe, być może nie zechcesz ryzykować ich ponownie. Jeśli natomiast usunięto ci pęcherzyk żółciowy, nie powinnaś się martwić tym problemem.

Cukrzyca

W przeszłości kobietom cierpiącym na cukrzycę odradzano stosowanie HTU, lecz obecnie – pod czujną obserwacją – lekarz może zalecić ci jej stosowanie, ponieważ może ona obniżyć ryzyko choroby wieńcowej serca, rosnące z powodu cukrzycy, oraz poprawić kontrolę poziomu glukozy we krwi.

Najczęstsze skutki uboczne HTU

Kiedy pierwszy raz zaczynasz stosować tę terapię, pewnym szokiem może być dla ciebie odkrycie, że – choć zapewne łagodzi uderzenia gorąca, nocne poty itd. – może również wywołać mnóstwo nowych objawów. Najpowszechniejszymi są:

- nadwrażliwość piersi,
- mdłości,

- skurcze żołądka,
- wzdęcia,
- krwawienia,
- bezsenność,
- bóle głowy,
- przybieranie na wadze,
- depresja i drażliwość.

Często te właśnie skutki uboczne zniechęcają kobiety do wytrwałości w stosowaniu terapii, a niektóre mogą odstręczyć nawet od spróbowania HTU. Jednakże w większości przypadków działania uboczne znikają w ciągu kilku tygodni po rozpoczęciu terapii, choć niekiedy utrzymują się dłużej.

Jeśli bardzo źle znosisz terapię, być może została nieodpowiednio dopasowana dawka lub stosujesz niewłaściwy preparat. Obecnie na rynku dostępnych jest ponad 50 środków do tej terapii, które dostarczają różne dawki estrogenu. Przyczyną większości efektów ubocznych jest wysoki poziom estrogenu, więc jeśli sytuacja nie stabilizuje się, trzeba rozważyć zmniejszenie dawki. Warto pamiętać, że jeśli jesteś w początkowym etapie menopauzy i nadal miesiączkujesz, organizm wciąż wytwarza pewną ilość estrogenu, co może wyjaśniać jego wysoki poziom i towarzyszące mu skutki. Jeśli niepokoi cię przybieranie na wadze, być może zmiana tabletek na plaster pomoże ci stracić trochę więcej płynów.

Progestagen powoduje podobne efekty uboczne. Również w jego przypadku trzeba poprosić o dostosowanie dawki dla siebie lub wybrać innym preparat albo metodę podawania leku.

Inne opcje farmakologiczne

Jeśli nie możesz albo nie chcesz stosować hormonalnej terapii uzupełniającej, być może poszukujesz jakiejś innej opcji farmakologicznej, która nie pociąga za sobą stosowania hormonów.

Istnieją różne możliwości (szczegółowe informacje na temat naturalnego podejścia znajdziesz w rozdziale 7).

Klonidyna

Jeśli masz bardzo nieprzyjemne uderzenia gorąca, a nie możesz stosować HTU, wtedy pomocna może okazać się klonidyna. Nie sprawdza się ona jednak u wszystkich. Jest natomiast bezpieczna również w przypadku czynnego raka piersi.

Paroksetyna

Lek ten jest zasadniczo środkiem przeciwdepresyjnym, lecz wykazuje też dużą skuteczność, jeśli chodzi o uderzenia gorąca. Można go bezpiecznie stosować nawet wówczas, jeśli masz lub miałaś raka piersi i zażywasz Tamoksyfen.

Leki podnoszące nastrój

W przeszłości lekarze powszechnie zapisywali kobietom przechodzącym menopauzę środki uspokajające lub przeciwdepresyjne. Oczywiście na dowolnym etapie życia można znaleźć się w ciężkiej depresji, cierpieć na ataki paniki czy stany lękowe. Wiek czterdziestu kilku lat może być okresem wielkich stresów, lecz poczucie przygnębienia i niezdolność do radzenia sobie z różnymi sprawami są czasami objawami samej menopauzy.

Każdy nieprawidłowy stan psychiczny musi być traktowany poważnie, a nie lekceważony jako coś, czego „należy się spodziewać w tym okresie życia". Jeśli odczuwasz jednocześnie fizyczne objawy menopauzy, lekarz może zaproponować przede wszystkim HTU, by przekonać się, czy pomoże ci to w odniesieniu do objawów emocjonalnych. Jeśli nie, wtedy zaoferuje ci inne leki (które można stosować równocześnie z HTU lub samodzielnie) wraz z programem poradnictwa czy psychoterapią.

Mimo że tak dużo napisano już i powiedziano na temat hormonalnej terapii uzupełniającej, a na jej badania poświecono ogromne nakłady czasu i finansów, nadal nie jest ona stosowana tak powszechnie, jak zapewne oczekiwali tego jej twórcy. Jakkolwiek postąpisz, twoja decyzja powinna być oparta na rzetelnej wiedzy. Da ci ona szansę rozważenia całości tej kwestii, poznania korzyści i ryzyka oraz zorientowania się, co przeważa. Jeśli pielęgniarka w przychodni specjalistycznej prowadzi specjalną klinikę menopauzy, wybierz się tam, bo jest to idealne miejsce do zadawania pytań. Po takich wizytach będziesz w dużo lepszej sytuacji, mogąc podjąć własną racjonalną decyzję.

Rozdział siódmy

Podejście naturalne

Wiele kobiet nie jest świadomych tego, że ma możliwość wyboru sposobu leczenia objawów menopauzy. Jeśli udasz się po poradę w sprawie jej dokuczliwych objawów do lekarza, najprawdopodobniej jako najlepsze rozwiązanie zaproponuje ci hormonalną terapię uzupełniającą (HTU). Jeśli nie możesz jej stosować z przyczyn zdrowotnych lub nie chcesz tego robić, możesz natknąć się na lekarza, który powie, że w takim razie po prostu musisz znosić te nieprzyjemne dolegliwości.

Terapia hormonalna rzeczywiście może być idealną opcją dla niektórych kobiet, zwłaszcza jeśli nie mają żadnych obiekcji przed jej stosowaniem i dobrze na nią reagują. Jeśli jednak spróbowałaś HTU i doświadczyłaś skutków ubocznych albo powiedziano ci, że bezpieczniej będzie nie przyjmować hormonów lub po prostu taka metoda ci nie odpowiada, wtedy masz inne możliwości – naturalne czy komplementarne sposoby leczenia objawów menopauzalnych i zadbania o swoje zdrowie.

Sposoby te często opierają się na tradycyjnych środkach leczniczych. Podobnie jak HTU, jedne mogą działać na ciebie lepiej niż inne, a niektóre mogą nie przynosić prawie żadnych rezultatów. Istnieje bardzo niewiele jednoznacznych dowodów naukowych, potwierdzających skuteczność leczenia objawów menopauzalnych metodami komplementarnymi, a wiele prób, które przeprowadzono, dotyczyło względnie małej grupy kobiet. Terapii tych nie można zatem porównać do HTU, która jest podstawową formą leczenia medycznego. Wiele kobiet stosujących naturalne terapie twierdzi jednak, że pomagają one czuć się im znacznie pewniej. Zważywszy na silne związki między umysłem a ciałem twierdzenie, że poczucie kontroli nad swoim zdrowiem może łagodzić wiele objawów fizycznych, nie wydaje się zbyt przesadzone.

Niektóre terapie naturalne można stosować jednocześnie z HTU. Te sposoby leczenia w żadnym wypadku wzajemnie się nie wykluczają, a wręcz mogą się uzupełniać. W większości przypadków terapie naturalne opierają się na łagodniejszym podejściu, co jest istotne, jeśli martwisz się długofalowymi skutkami terapii hormonalnej lub jeśli jej efekty uboczne były dla ciebie bardzo nieprzyjemne. Większość terapii naturalnych, pod warunkiem że są stosowane ostrożnie, nie niesie długotrwałego ryzyka i bardzo rzadko wywołuje działania uboczne.

Zioła i rośliny mają swoją moc, toteż zawsze trzymaj się zaleconej dawki – w końcu wiele dzisiejszych leków pierwotnie pochodziło od roślin. Nie wyobrażaj sobie, że skoro to „tylko ziółka", to możesz podwoić dawkę bez żadnych negatywnych konsekwencji. Jeśli środki lecznicze zostały zapisane specjalnie dla ciebie przez wykwalifikowanego zielarza, zgłaszaj mu, gdy pojawią się jakieś efekty uboczne lub jeśli twoje objawy się pogłębią – tak samo, jak mówiłabyś lekarzowi, że jakiś lek źle na ciebie wpływa. Ponadto powinnaś powiadomić swojego lekarza, że w celu złagodzenia objawów menopauzy zamierzasz stosować też terapie komplementarne.

Co wybrać?

Naturalne podejście do menopauzy może obejmować cały szereg terapii. Wybierz takie, które wydają ci się stosowne, nie budzą twojego niepokoju oraz zdają się odpowiadać twojej osobowości i stylowi życia. To, czy zdecydujesz się brać jakieś jedno zioło, czy spróbujesz kilku różnych terapii, jest twoim wyborem.

Nie spodziewaj się natychmiastowych rezultatów. W większości przypadków upłynie trochę czasu, zanim ziołowe środki lecznicze czy inne metody terapeutyczne dadzą jakiekolwiek skutki. Często zajmie to przynajmniej miesiąc, a czasami trzy, zanim zauważysz jakąkolwiek istotną różnicę.

Opisuję dalej niektóre terapie komplementarne, które zdają się dobrze sprawdzać u wielu kobiet w okresie menopauzy. Zanim jednak oddasz się w ręce terapeuty, zastosuj się do poniższych wskazówek:

- Zawsze chodź do wykwalifikowanego terapeuty – niektóre rodzaje praktyki terapii komplementarnych pozostają w Wielkiej Brytanii pod kontrolą organizacji nadrzędnych, od których możesz uzyskać listę specjalistów w twojej okolicy.
- Przekonaj się, czy terapeuta należy do szanowanej organizacji profesjonalnej w swojej dziedzinie i ma odpowiednie ubezpieczenie. [Niestety system terapii komplementarnej w Polsce nie jest jeszcze tak dobrze zorganizowany.]
- Ponieważ z reguły terapeuci komplementarni traktują każdego pacjenta bardzo indywidualnie, rozpatrując zarówno jego historię zdrowotną oraz osobistą, jak i bieżące objawy, często warto udać się na rozmowę wstępną. Jeśli dana osoba będzie ci odpowiadała, możesz do niej wrócić. Jeśli nie, do niczego się nie zobowiązałaś.

Konsultacja ważna jest też w odniesieniu do ziołowych czy homeopatycznych środków leczniczych. Można zakupić je bez recepty w większości aptek czy sklepów ze zdrową żywnością, ale wykwalifikowany terapeuta będzie w stanie zaoferować ci środek specjalnie dopasowany dla ciebie.

Jesteś tym, co jesz

Jest to okres, w którym dobre odżywianie się jest arcyważne (patrz rozdział 5). Dietetyk przyjrzy się twojej obecnej diecie i przekona się, czy jest zachowana właściwa równowaga. Sprawdzi, czy nie występuje niedobór jakichś witamin i minerałów oraz czy nie ma w niej rodzajów żywności, której nie tolerujesz tak dobrze, jak sądzisz.

Co może pomóc?

W różnych miejscach na świecie dieta z mniejszą ilością mięsa, a większą warzyw i owoców oraz ze zwiększonym spożyciem błonnika wydaje się pomagać kobietom łagodniej przechodzić menopauzę. W Japonii mniej niż 10 proc. kobiet cierpi na uderzenia gorąca, podczas gdy odsetek ten w Wielkiej Brytanii dochodzi do 80. Mimo że pozytywne nastawienie psychiczne do menopauzy może odgrywać pewną rolę, dużo bardziej prawdopodobne jest, że odpowiedź znajdziemy w japońskiej diecie, tradycyjnie bogatej w żywność pochodzenia sojowego, taką jak tofu i miso, a z niską zawartością tłuszczu.

FITOESTROGENY

Są to estrogeny roślinne, które występują w wielu rodzajach żywności, zwłaszcza w soi, czerwonej koniczynie, siemieniu lnianym, a także w różnych fasolach, ziarnach i orzechach.

Fitoestrogeny są bardzo podobne do ludzkiego estrogenu, lecz mniej skuteczne. Opublikowane w 1990 roku w „British Medical Journal" wyniki badania przeprowadzonego w Australii wskazują, że w grupie kobiet w okresie menopauzalnym, jedzących regularnie żywność bogatą w fitoestrogeny, równie dobrze rozwiązał się problem suchości pochwy jak w grupie kobiet stosujących hormonalną terapię uzupełniającą.

Po tym pierwszym badaniu przyszły następne, które pozwoliły zrozumieć, dlaczego Japonki doświadczają tak niewielu objawów menopauzy. Jedną z głównych różnic diety japońskiej w stosunku do europejskiej jest wysoki poziom fitoestrogenów, głównie pochodzących z soi i produktów sojowych. W rzeczywistości w języku japońskim nie ma nawet terminu na określenie „uderzeń gorąca". Wśród Japonek występuje również znacznie niższa zapadalność na raka piersi, chorobę wieńcową serca oraz złamanie stawu biodrowego spowodowane osteoporozą. Jednak kiedy Japonki opuszczają swą ojczyznę, by zamieszkać na Zachodzie, i przechodzą na normalną zachodnią dietę, ryzyko doświadczenia każdej z wymienionych chorób wzrasta.

Fitoestrogeny znajdują się jedynie w roślinach, ale komponent estrogenowy jest z nich łatwo wchłaniany przez organizm i rozprowadzany we krwi i tkankach. W grupie fitoestrogenów znajduje się ponad tysiąc różnych chemicznych podgrup, wszystkie o podobnej chemicznej budowie do estrogenu ludzkiego.

W centrum zainteresowania znalazła się grupa zwana izoflawonami, występująca głównie w fasolach (szczególnie w soi), siemieniu lnianym, ciecierzycy pospolitej, soczewicy i w kiełkujących ziarnach, takich jak alfalfa i fasola aduki. W szczególności uwagę wszystkich zwróciły cztery izoflawony: genisteina, daidzeina, formononetyna i biochanina. Uważa się, że dają one kobietom ochronę przed chorobami związanymi ze zmianami hormonalnymi, takimi jak rak piersi, choroba wieńcowa serca i osteoporoza.

Mimo że fitoestrogeny wykazują wielkie podobieństwo do estrogenów, są znacznie słabsze. Nazywa się je „słabymi SERM" (selektywnymi modulatorami receptorów estrogenowych). Mają one równoważący wpływ na poziom hormonów w organizmie. W czasie menopauzy, gdy ciało nadal wytwarza estrogen, mogą zapobiegać powstawaniu go w nadmiarze, gdy zaś poziom jest niski, mogą skłonić organizm do zwiększenia produkcji. Działanie to może również złagodzić skutek objawów nagłych wzrostów poziomu estrogenu, takich jak uderzenia gorąca i zawroty głowy; w pewnym badaniu kobiety stwierdziły redukcję uderzeń gorąca o ponad 40 proc. Fitoestrogeny zdają się także wpływać pozytywnie na poziom cholesterolu, zwiększając obecność „dobrego" cholesterolu o wysokiej gęstości (HDL), a zmniejszając poziom „złego" – o niskiej gęstości (LDL).

Po menopauzie te same izoflawony odgrywają rolę dostawcy estrogenu, dbając, by wciąż był obecny. Na skutek tego zaobserwowano nieznaczną poprawę gęstości mineralnej kości oraz pewną ochronę przed rakiem piersi i chorobą wieńcową serca, podobnie jak dzieje się to w przypadku hormonalnej terapii uzupełniającej.

Fitoestrogeny mogą także obniżać ryzyko raka prostaty, dlatego nie zaszkodzi oferowane tej samej diety twemu partnerowi oraz dzieciom.

Zwiększanie ilości fitoestrogenów w diecie

Rozpocznij od zwiększenia ilości fitoestrogenów w swojej diecie. Soja ma wiele zastosowań. Poza upostaciowanym białkiem roślinnym, stosowanym zamiast mięsa, mamy tempeh (sfermentowana pasta z soi) i tofu (twarożek sojowy). Oba praktycznie nie mają smaku, ale można ich używać w zapiekankach i krótko smażonych daniach lub nadziewać na szpikulec z warzywami i robić z nich szaszłyki. Można również pić mleko sojowe, posypywać płatki śniadaniowe płatkami sojowymi lub robić miso (pastę z soi) jako bazę dla zupy. W Japonii przeciętne dzienne spożycie izoflawonów wynosi 75–100 mg – porcja tempeh czy mleka sojowego zawiera mniej więcej 45 mg. Porcja herbatników „Beat the Menopause Cake" Lindy Kearn (zobacz poniżej) dostarczy ci wszystkich potrzebnych izoflawonów.

Wiele codziennie spożywanych produktów stanowi dobre źródło fitoestrogenów, nie musisz więc dokonywać poważnych zmian w swojej diecie, by je do niej włączyć.

- **Warzywa** – takie jak brokuły, czerwona cebula, seler naciowy, czerwona słodka papryka, pomidory, czosnek.
- **Owoce** – wszystkie drobne, takie jak jagody, borówki, porzeczki, maliny, winogrona (zwłaszcza czerwone), owoce cytrusowe, śliwki.
- **Zboża** – jęczmień, kuskus, żyto, owies, mąka kukurydziana.
- **Ziarna i nasiona strączkowe** – ziarna słonecznika, sezamu i dyni; ciecierzyca, fasola szparagowa i zwyczajna, bób, soczewica.

Jeśli chcesz brać suplement izoflawonowy, powinnaś stosować nie więcej niż 50–110 mg dziennie. Czerwona koniczyna (*red clover*), pluskwica groniasta (*black kohosh*) i dzięgiel chiński (*dong quai*, szczególnie pomocny w obfitych miesiączkach) uważane są za najlepsze źródła suplementów. Istnieją również suplementy na bazie soi, ale mimo iż są bogate w fitoestrogeny, nie są aż tak zasobne w izoflawony.

Niektóre warzywa korzeniowe (marchew, burak, pasternak, słodkie ziemniaki) oraz nasiona strączkowe, np. ciecierzyca, poza dostarczaniem roślinnych estrogenów, pomagają organizmowi wytwarzać własny progesteron.

Aby złagodzić uderzenia gorąca, niektóre panie zwiększają spożycie witaminy E, pochodzącej z czarnych porzeczek, awokado, orzechów i ziaren słonecznika lub dyni albo z suplementów, takich jak olejek z wiesiołka czy ogórecznika.

Jeśli udasz się do dietetyka, na podstawie występujących u ciebie objawów oraz ogólnego stanu zdrowia prawdopodobnie doradzi ci stosowanie rozmaitych suplementów witamin i (lub) minerałów. Jeśli kurujesz się sama, przydatne mogą okazać się następujące suplementy:

- Magnez i witamina B complex – na drażliwość i niepokój.
- Magnez – na problemy ze snem i poprawę libido.
- Koenzym Q10 – dla dodania energii.
- Witamina C z bioflawonidami – na uderzenia gorąca i nocne poty.
- Cynk – na zdrową skórę.
- Witamina E – na suchość pochwy (niektórzy lekarze zalecają wprowadzanie kapsułki z witaminą E do pochwy, gdyż jest to bardziej skuteczne niż przyjmowanie jej doustnie).

„Beat the Menopause Cake" Lindy Kearn

Linda Kearn miała zaledwie 39 lat, gdy usunięto jej jajniki. Potem przez 13 lat stosowała hormonalną terapię uzupełniającą. Leczenie to w zasadzie nigdy nie było dla niej całkiem komfortowe, kiedy zaś przestraszyła się, że wywoła u niej raka piersi, zdecydowała, że ma go dosyć. Ponieważ zawsze preferowała żywność pełnoziarnistą, wiedziała o korzyściach z fitoestrogenów i opracowała rodzaj herbatników z płatków owsianych, które mają pomagać w zwalczaniu pewnych objawów, zwłaszcza uderzeń gorąca. Zawiera on orzechy, ziarna i rodzynki oraz oczywiście płatki owsiane i przyprawy. Jej Beat the Menopause Cake z ziaren i nasion działał również na inne kobiety i obecnie można ten produkt zamówić pocztą w firmie Wellfoods Ltd. (Unit 6, Mapplewell Business Park, Mapplewell, Barnsley S75 6BP, England, tel. 0044 1226 381 712).

Podejście wschodnie

Zasady medycyny chińskiej oraz innych terapii wschodnich zwykle bazują na prewencji. Wiele kobiet odkrywa, że tradycyjna chińska medycyna może pomóc w zwalczaniu dolegliwości menopauzy. W medycynie chińskiej uważa się, że takie objawy jak uderzenia gorąca, nocne poty oraz zmęczenie są spowodowane spadkiem energii rozrodczej. Mimo że nieregularne miesiączki mogą wpłynąć na krew i wątrobę, najważniejsze zaangażowane z ten proces narządy to nerki, toteż większość środków leczniczych będzie dotyczyła przywrócenia energii w tym rejonie.

Naturalny progesteron

Jako opcja alternatywna dla hormonalnej terapii uzupełniającej często jest krem reklamowany z naturalnym progesteronem. Wciera się go w skórę, tak że zostaje wchłonięty prosto do krwiobiegu. Powstaje w drodze chemicznej syntezy składników z dzikiego pochrzynu lub soi.

Badania nad jego skutecznością są wciąż prowadzone, ale wiele kobiet zauważa u siebie spadek częstotliwości uderzeń gorąca i nocnych potów. Podejrzewa się, że może on także poprawiać gęstość mineralną kości, lecz na razie nie ma na to dowodów; badania przeprowadzane dla Narodowego Stowarzyszenia Osteoporozy w Chelsea oraz Szpitala Westminster w Londynie nie są jeszcze ukończone.

Warto pamiętać, że choć organizm kobiety kontynuuje wytwarzanie pewnej ilości estrogenu przez całe życie, wydzielanie progesteronu ustaje w okresie menopauzy kompletnie. Toteż jeśli chcesz stosować wspomniany krem, bezpieczniej będzie nie robić tego długookresowo, dopóki bezpieczeństwo jego użycia nie zostanie potwierdzone.

Ponadto nie uważa się, by zapewniał on ochronę wyściółki macicy, jeśli stosujesz konwencjonalną terapię estrogenową. Najlepiej jest skonsultować się w tej sprawie z lekarzem.

Ziołowe środki lecznicze

Od tysięcy lat zioła były używane do leczenia rozmaitych chorób. Wiele z dzisiejszych leków, takich jak aspiryna z kory wierzby czy digitalis z naparstnicy, zostało uzyskanych pierwotnie z ziół i roślin. Ziołowe środki lecznicze, które kupuje się bez recepty w aptece czy sklepie ze zdrową żywnością, zawierają całą roślinę, a nie wyciąg z najsilniejszych składników, dlatego zwykle nie powodują skutków ubocznych.

Niemniej bez względu na to jaki środek leczniczy wybierzesz, bądź ostrożna i trzymaj się zalecanej dawki. Jeśli sama kupujesz dla siebie zioła, możesz wypróbować zestawy wymienione poniżej, stosowane w celu łagodzenia wielu różnych objawów. Zawsze uważnie czytaj etykietki, a jeśli już zażywasz jednocześnie jakiś lek przepisany przez lekarza, powiedz o tym zielarzowi lub farmaceucie, żeby uniknąć niekorzystnych interakcji.

Jeżeli uskarżasz się na jakąś szczególną dolegliwość, prawdopodobnie najlepiej będzie udać się do wykwalifikowanego zielarza [w Polsce znani z terapii ziołowej są m.in. lekarze bonifratrzy]. Będzie on mógł przepisać ci konkretny środek, biorąc pod uwagę twój ogólny stan zdrowia. Często jest to kombinacja kilku ziół. W takiej sytuacji specjalista może zalecić ci branie ich o różnych godzinach.

Najlepsze zioła na problemy związane z menopauzą

- **Dzięgiel chiński** (chińska angelica) jest często stosowany w przypadku problemów związanych z miesiączką, ale może także być skuteczny w łagodzeniu objawów okołomenopauzalnych, takich jak nieregularne miesiączki i bóle miesiączkowe. Niektóre kobiety zauważają, że łagodzi on uderzenia gorąca, nocne poty i suchość pochwy.
- **Pluskwica groniasta, aletra lecznicza, niepokalanek pospolity, lukrecja gładka.** Uważa się, że wszystkie one pomagają ró-

wnoważyć system hormonów, dlatego mogą niwelować takie objawy jak uderzenia gorąca i nocne poty.

- **Chmiel i waleriana** mogą łagodzić bezsenność.
- **Dziurawiec** jest dobrze znanym środkiem przeciwdepresyjnym (w Niemczech lekarze przepisują go częściej niż syntetyczne leki antydepresyjne). Z pewnością pomaga on kobietom pokonać łagodną lub umiarkowaną depresję. Zmniejsza również uczucie zmęczenia, pojawiające się bez oczywistej przyczyny fizycznej. W niewielkim badaniu na grupie 11 kobiet z objawami menopauzalnymi, 60 proc. uczestniczek zgłosiło powrót libido, ponad 60 proc. mniej cierpiało na bóle głowy i brak koncentracji, a pod koniec badania 80 proc. stwierdziło, że objawy u nich znacznie złagodziły się lub całkowicie zniknęły. Jeśli jednak stosujesz dowolny inny lek zalecony przez lekarza, powinnaś najpierw skonsultować z nim branie dziurawca, ponieważ czasami wchodzi on w reakcję ze standardowymi lekami.
- **Szałwia i werbena** mogą pomóc w radzeniu sobie z napięciem i stresem.
- **Olejek z wiesiołka** może być przydatny w napięciu przedmiesiączkowym, a ponadto pomaga łagodzić suchość pochwy.
- **Krem z nagietka lekarskiego** oraz **czysty sok z aloesu** mogą być stosowane zewnętrznie, by łagodzić suchość bądź podrażnienie pochwy.
- **Żeń-szeń** jest często zalecany w celu dodania energii, a także lepszego radzenia sobie ze stresem. Uważa się, że reguluje hormony.
- **Krwawnik** może obniżać ciepłotę ciała, bywa zatem pomocny w uderzeniach gorąca i nocnych potach.
- **Serdecznik pospolity** jest dobrym środkiem leczniczym na uśmierzanie zszarganych nerwów, poprawia sen i zmniejsza suchość pochwy. Najskuteczniejsze jest przyjmowanie go w formie nalewki kilka razy dziennie (po 12 kropli rozpuszczonych w małej ilości wody).

Homeopatia

Homeopatia leczy podobne podobnym. Mikroskopijne dawki leku podawane są po to, by wywołać takie same objawy, jakich doświadczasz; naturalne mechanizmy zdrowienia organizmu zostają wtedy zmobilizowane do zneutralizowania tych symptomów. Istnieje wiele homeopatycznych środków leczniczych zalecanych na konkretne objawy menopauzy, np. mątwa (sepia) jest często stosowana do leczenia uderzeń gorąca, bólów głowy i drażliwości.

Wiele preparatów można kupić bez recepty, a wybór jest ogromny – dostępnych jest 2000 rozmaitych środków leczniczych. Jednak jeśli nie widzisz zmian u siebie po ich stosowaniu, warto skonsultować się z homeopatą. Podczas pierwszej wizyty zapyta cię on o bezpośrednie objawy, ale będzie też zainteresowany twoimi przeszłymi schorzeniami fizycznymi i emocjonalnymi, stylem życia, nastrojami. Wtedy dopiero będzie mógł przepisać właściwy dla ciebie środek. W Wielkiej Brytanii można niekiedy umówić się na wizytę u homeopaty w ramach państwowej służby zdrowia.

Akupunktura

Akupunktura jest podstawową metodą tradycyjnej medycyny chińskiej i w pwenych, np. w Chinach, jest stosowana dziś równolegle z konwencjonalną medycyną. Oparta jest na idei, że zdrowie wymaga, aby energia życiowa organizmu, *chi*, pozostawała w idealnej równowadze. *Chi* ma dwie jakości – jin i jang. Jin symbolizuje żeński aspekt przyrody (jej cechami są chłód i bezruch), a jang męski (gorąco i energia). *Chi* przepływa w organizmie dwunastoma kanałami (tzw. meridianami), które docierają do określonych punktów ciała. Wbijając w te miejsca cieniutkie igły, specjalista koryguje ten przepływ, a równowaga między jin i jang zostaje przywrócona. Wiele kobiet stwierdza, że systematyczne sesje akupunktury są dla nich ogromnie pomocne w czasie menopauzy, gdy zmienne poziomy hormonów zaburzają równowagę.

Akupunktura jest regularnie stosowana do leczenia wielu objawów menopauzalnych oraz chorób występujących w tym okresie. Być może po prostu poprawi twoje samopoczucie, zmniejszając stres i bezsenność, a może zechcesz stosować ją w celu uśmierzania bólu czy walki z takimi chorobami przewlekłymi jak migrena albo zapalenie stawów. Ważne jest, by leczenie przeprowadzał wykwalifikowany terapeuta.

Masaż shiatsu

Masaż shaitsu, zwany czasami akupresurą, jest japońskim systemem leczniczym, w którym terapeuta używa swych dłoni, palców, a czasami łokci i kolan do pobudzania punktów w ciele, leżących wzdłuż wspomnianych kanałów energetycznych (meridianów). W zależności od tego, co jest leczone, stosowany jest różny nacisk. Shiatsu jest szczególnie skuteczny w terapii bezsenności, bólów głowy i lęku.

Oczywiście najlepiej jest udać się do specjalisty, ale możesz sama poćwiczyć tę terapię lub namówić do pomocy partnera czy przyjaciółkę. Zabiegi shiatsu odpowiadają wielu kobietom, gdyż w ich trakcie nie ma potrzeby rozbierania się, a nawet kładzenia – masaż można wykonać osobie siedzącej na krześle.

Masaż i olejki eteryczne

W dzisiejszych czasach dostępne są najróżniejsze rodzaje masażu – szwedzki, tajski, indyjski masaż głowy, by wymienić tylko trzy. Masaż jest korzystny w przebiegu wielu chorób. Obecnie jest rutynowo stosowany w kilku szpitalach jako sposób pomagania pacjentom w radzeniu sobie z bólem czy obciążającymi procedurami leczniczymi albo analitycznymi.

W sensie psychologicznym już sam fakt, że ktoś kładzie dłonie na twoim ciele w intencji wzmocnienia zdrowia, może być w tym okresie bardzo ważny. Pomoże ci zaznać większego spokoju, akceptacji, lepiej poczuć się ze sobą samą. Ułatwiając relaks i pozbycie się napięć, masaż przyczynia się do lepszego snu i może zmniejszać rozdrażnienie.

Na masaż reagują dobrze bóle głowy oraz bóle w mięśniach i stawach. Bardzo często bóle głowy, szyi i barków są spowodowane napięciem; gdy właściwe miejsce jest masowane, mięśnie mogą się rozluźnić. Analogicznie sztywne, bolesne stawy czy miejsca urazów tkanki miękkiej można delikatnie masować, by przywrócić im ruchomość.

Wybieraj taki masaż, podczas którego czujesz się komfortowo, i sprawdź, czy terapeuta na odpowiednie kwalifikacje. Niektóre panie uwielbiają masaż całego ciała, inne wolą ograniczyć go do szyi i barków. Większość masażystów dostosuje się do potrzeb klienta, toteż możesz poprosić o mocniejszy bądź delikatniejszy masaż. Czasami zabieg wykonywany na szczególnie napiętym miejscu, takim jak barki, może być nieprzyjemny; wtedy od ciebie tylko zależy, kiedy powiedzieć „stop".

Do leczenia całej gamy dolegliwości, od uderzeń gorąca po bolesne miesiączki, można stosować też masaże aromaterapeutyczne. Wykwalifikowany terapeuta potrafi dobrać taką mieszankę olejków, która będzie odpowiadać twojemu stanowi zdrowia, a istotnym aspektem sesji jest wdychanie tych olejków podczas wmasowywania ich w ciało. W okresie menopauzy szczególnie zalecane są olejki sandałowy, różany oraz z kopru rzymskiego, lecz wiele innych może być też skutecznych w odniesieniu do takich objawów jak depresja i wahania nastrojów.

Stosowanie olejków eterycznych w domu

Olejki eteryczne można również stosować w domu. Jeśli planujesz masaż, bardzo ważne jest rozcieńczenie wybranego olejku (lub zestawu kilku) za pomocą olejku bazowego, którym może być olejek migdałowy, z pestek winogron czy sezamu.

Olejki eteryczne można dodawać też do kąpieli, ale dopiero wtedy, kiedy napuścisz już pełną wannę wody. Jeśli chcesz go lepiej rozprowadzić, zmieszaj go z łyżką olejku bazowego lub kubkiem świeżego mleka. By maksymalnie skorzystać z takiej kąpieli, uprzednio umyj się czy weź prysznic, tak by kąpiel z olejkiem była tylko relaksująca.

Na bóle głowy spróbuj inhalacji. Wlej pół litra prawie wrzącej wody do małej miseczki i dodaj cztery do pięciu kropel olejku eterycznego. Weź na tyle duży ręcznik, by zakrywał twoją głowę wraz z miseczką, zamknij oczy i wdychaj pachnącą parę przez pięć minut. By zmniejszyć niebezpieczeństwo poparzenia się wrzątkiem, na wypadek gdybyś potrąciła miseczkę, umieść ją w większej misce.

Aby odprężyć się wieczorem, na lampce przy łóżku połóż płytkie naczynie z wodą i dodaj kilka kropel olejku lawendowego. Roztwór powinien wyparować w ciągu dwóch godzin i przygotować cię do dobrego snu.

AUTOMASAŻ

Często może przynieść ci ulgę i odprężenie oraz zwiększyć przypływ energii masaż wykonany samodzielnie (automasaż). Daje ci on też poczucie większej kontroli nad sobą. Zauważ, że instynktownie pocieramy miejsce, które nas boli; automasaż jest krokiem dalej w tę stronę.

Automasaż głowy i twarzy może w cudowny sposób złagodzić jej ból spowodowany stresem. Usiądź na krześle albo połóż się na podłodze. Przymknij oczy i wykonuj poniższe ruchy jedynie z siłą dotyku.

- Umieść dłonie po obu stronach twarzy i delikatnie głaszcz ją.
- Palcami zataczaj małe, a potem większe koła po całej twarzy i czole, odrobinę zwiększając nacisk przy każdym powrocie do punktu startu, zwłaszcza w okolicy szczęki, gdzie często występuje napięcie.
- Zakryj uszy dłońmi i wsłuchuj się w łagodzący „szum morza".
- Połóż dłonie płasko na czole, tak aby palce się stykały, a następnie delikatnie je rozsuń, aż dojdziesz do skroni i tam lekko naciśnij. Powtórz to kilka razy.
- Przeczesz palcami włosy, powoli i delikatnie, poczynając od ich nasady. Wykonuj to kolejno prawą i lewą dłonią bez przerwy.

Refleksoterapia

Ta forma masażu skupia się tylko na stopach, a wiele jej elementów pochodzi z akupunktury i akupresury. Opiera się na teorii, że wszystkim ważniejszym narządom organizmu odpowiadają pewne określone punkty na stopach. Wyczuwając te rozmaite miejsca, terapeuta może stwierdzić, które partie ciała bądź narządy utraciły równowagę energetyczną i potrzebują leczenia.

Sam zabieg polega na różnych formach masażu i ucisku konkretnych punktów stopy. Terapia ta odpowiada wielu osobom, które nie lubią rozbierać się u masażysty, a sam zabieg jest bardzo relaksujący, chociaż mogą zdarzyć się też chwile dyskomfortu, gdy terapeuta mocniej uciska różne miejsca.

Podobnie jak inne formy masażu, refleksoterapia sprawdza się często w łagodzeniu napięcia emocjonalnego. Wiele osób twierdzi też, że przyniosła im ulgę w takich stanach jak migreny i wysokie ciśnienie krwi, w chorobach skóry (np. łuszczycy) oraz problemach trawiennych (np. zespół nadwrażliwości jelita grubego).

Tai chi i joga

Mimo że tai chi pochodzi z Chin, a joga z Indii, obie te metody oferują podobne korzyści duchowe i fizyczne. Tai chi sięga korzeniami do wschodniej sztuki walki, której zasadą było używanie minimum siły w celu odparcia ataku. Styl jang, dzisiaj najpowszechniej praktykowany, rozwinął się na początku XX wieku. Skoki, kopnięcia i uderzenia pięścią zostały wyeliminowane i obecnie sztuka ta skupia się na zdrowiu, pobudzając przepływ energii *chi* w ciele. Po opanowaniu podstawowych ruchów tai chi (tzw. form), przekonasz się, że układają się one w pewien zestaw, w którym każda forma przepływa z gracją w następną. Sesja tai chi staje się wtedy niemal taneczną medytacją, w której skupiasz się na wykonywaniu każdego ruchu najlepiej jak potrafisz. Same ruchy nie są skomplikowane, ale są bardzo kontrolowane i powolne, toteż doskonałe nadają się do wzmacniania mięśni nóg, rąk, brzucha i pleców oraz ćwiczenia równowagi i koordynacji. Istotny jest tu również właściwy oddech, który pomaga zrelaksować się i optymalnie wykorzystać energię.

Joga podąża podobną droga, oferując szeroki wybór przeróżnych pozycji (asan). Podobnie jak w tai-chi nie ma w niej rywalizacji; po prostu sama wykonujesz każdą asanę najlepiej jak potrafisz. Joga jest fantastycznym sposobem wzmacniania i rozciągania mięśni oraz poprawy gibkości i równowagi ciała, ponadto oddziałuje na umysł, pomagając pozbyć się stresu i lęku. Wraz z większym odprężeniem może przynieść spadek wysokiego ciśnienia krwi, lepszy sen i poprawę trawienia. Uprawianie jogi wymaga pewnej wytrzymałości, ale możesz jej nabierać stopniowo. Większość zajęć powinno rozpoczynać się kilkoma minutami oczyszczającej umysł medytacji, po której następują pranajamy (ćwiczenia oddechowe), pomagające skupić się na asanach i relaksacji ciała.

Ponieważ asany są statyczne, ryzyko urazów jest niewielkie, jednak powinnaś zawsze poinformować instruktora jogi, jeśli masz jakieś uszkodzenia kolan czy bóle pleców.

Bardzo łatwo jest znaleźć zajęcia jogi, a także tai chi staje się coraz powszechniej dostępne. Kiedy już nauczysz się form lub (i) asan i będziesz wiedziała, jak je poprawnie wykonywać, możesz ćwiczyć sama w domu w czasie najbardziej dla siebie dogodnym.

Od wielu lat chciałam spróbować jogi i kiedy dochodziłam do pięćdziesiątki, wreszcie wygospodarowałam na to czas. Znalazłam zajęcia u nas w mieście z cudowną nauczycielką. Była bardzo uważna i za każdym razem sprawdzała, czy ktoś przypadkiem nie ma jakiegoś problemu z kręgosłupem albo bólami w kolanach czy w zasadzie gdziekolwiek indziej. Potem chodziła pomiędzy nami, poprawiając każdą pozycję, aż była ona w pełni właściwa. Ogromnie różniło się to od zajęć aerobiku, na które chodziłam dziesięć lat wcześniej.

Niektóre asany wydawały się zupełnie proste, ale instruktorka zawsze zachęcała, żeby wyciągnąć się odrobinę więcej i utrzymać pozycję nieco dłużej. W jodze szczególnie lubię to wewnętrzne skupienie. Nie ma czasu rozglądać się, co robią inni i porównywać waszą technikę. Jesteś całkowicie pochłonięta tym, co sama robisz. I jest to cudownie relaksujące – cała godzina, kiedy nie możesz myśleć o niczym innym tylko o tym, co robisz w danym momencie. Uwielbiam także głęboki odprężenie pod koniec każdej sesji.

Problemy z kręgosłupem i stawami

Chociaż dolegliwości związane z kręgosłupem i stawami nie są charakterystyczne dla menopauzy, nieuchronnie narastają z wiekiem. Szczególnie pomocne są w ich przypadku trzy terapie.

Kręgarstwo

Kręgarstwo (chiropraktyka) oparte jest na przekonaniu, że kręgosłup wpływa również na stan zdrowia w innych partiach ciała, toteż gdy zostaje właściwie ustawiony, pomaga to łagodzić inne dolegliwości, np. problemy trawienne czy te bezpośrednio związane z kręgosłupem, takie jak bóle głowy oraz mięśni i stawów.

Przed rozpoczęciem terapii kręgarz powinien zapoznać się z pełną historią twojego zdrowia i zadać ci pytania dotyczące stylu życia. W postawieniu diagnozy pomocne mogą być zdjęcia rentgenowskie. Pierwsza sesja będzie trwała do godziny, lecz w miarę poprawy spotkania będą się skracały.

Osteopatia

Osteopatia różni się od kręgarstwa tym, że w zakres terapii wchodzi nie tylko kręgosłup, ale też mięśnie, stawy i inne kości. Specjalista przeprowadza dokładny wywiad, podczas którego zadaje również pytania dotyczące twojego stanu emocji. Do leczenia rozmaitych dolegliwości może wykorzystać masaż, stretching (rozciąganie mięśni) bądź techniki manipulacyjne. Terapia ta jest szczególnie skuteczna w przypadku bólu pleców, rwy kulszowej oraz urazów sportowych.

Technika Alexandra

Jest to pożyteczna terapia dla osób, które doświadczają bólu pleców i stawów. Uczy, jak poprawiać swoją postawę ciała. Okazuje się, że nawet stanie czy siedzenie we właściwej pozycji może uczynić cuda, i to nie tylko w przewlekłym bólu pleców, ale też w innych chorobach, gdyż wszystkie narządy wewnętrzne mają wtedy więcej miejsca, by wydajnie funkcjonować. Nauczenie się poruszania z elegancją i naturalnością, tak jak to robiliśmy w dzieciństwie, oraz odrzucenie złych nawyków, takich jak garbienie się, może także podnieść poczucie własnej wartości oraz wiarę w siebie. Kiedy idziesz, bądź wyprostowana i patrz światu prosto w oczy. Większość zajęć jest prowadzona indywidualnie, a to, czego się nauczysz, możesz wykonywać potem sama w domu.

Stosowanie naturalnych środków zaradczych do leczenia objawów menopauzalnych pociąga za sobą konieczność uważnej obserwacji swojego samopoczucia oraz potrzeb. Wymaga od ciebie głębszego „wejścia" w swoje ciało i umysł oraz śledzenia, co się z nimi dzieje, niż podczas prostego zażywania przepisanych leków. Podejście holistyczne (całościowe) oznacza, że leczeniu poddawana jest cała osoba. Toteż wiele kobiet – oprócz poprawy w zakresie objawów fizycznych – stwierdza też u siebie korzyści psychiczne. Poczucie takiej kontroli pozwala ci spojrzeć na ten okres życia jak na naturalny proces zamiast postrzegać go jak chorobę, którą trzeba leczyć, lub jakiś deficyt, który trzeba skorygować.

Naturalne podejście do menopauzy nie oznacza jednak, że masz odwrócić się od ortodoksyjnej medycyny. Mogą przecież być okresy, kiedy konwencjonalne leczenie medyczne będzie konieczne. Ważne jest niezaniedbywanie regularnych wizyt kontrolnych u lekarza rodzinnego oraz zgłaszanie wszelkich nietypowych objawów (takich jak nieprawidłowe krwawienie, ewentualne zakażenia pochwy, ból w piersiach, guzki, częste bóle głowy), a także wykonywanie pomiarów ciśnienia krwi i innych koniecznych badań.

W przypadku wielu powszechnych objawów przekwitania medycyna konwencjonalna i terapie komplementarne coraz częściej współdziałają ze sobą. Każda z nich ma coś do zaoferowania na twojej drodze przez menopauzę.

O autorce

Janet Horwood jest doświadczoną autorką książek i dziennikarką, specjalizującą się w problematyce zdrowotnej. Współpracuje z brytyjskim czasopismem „Choice", jest też redaktorką pisma dla opiekunów osób chorych i niepełnosprawnych. Napisała sześć książek, między innymi *Jak radzić sobie z zapaleniem stawów. Program ćwiczeń ruchowych* (Wydawnictwo JK, 2007). Jest mężatką, ma trójkę dzieci.

Joan
Gomez

jak radzić sobie z osteoporozą i jej zapobiegać

W Polsce na osteoporozę choruje 25 proc. kobiet i 13 proc. mężczyzn powyżej 60. roku życia. Rocznie notuje się na świecie 9 mln złamań osteoporotycznych.

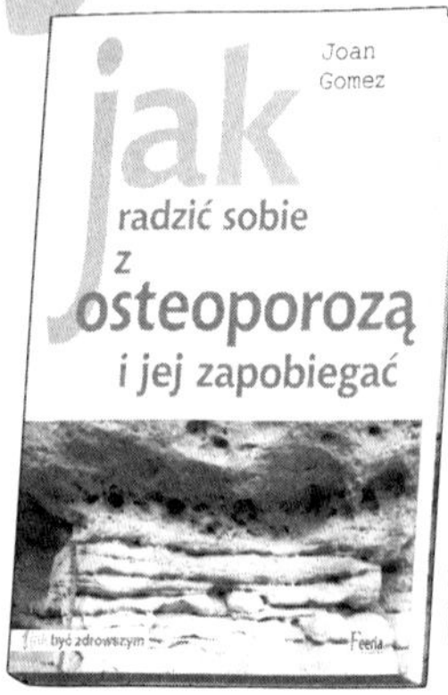

Osteoporoza oznacza poważne osłabienie kości, prowadzące do łatwego się ich łamania. Ocenia się, że w Europie co pół minuty ktoś doznaje złamania osteoporotycznego. Choroba pojawia się zwykle po 50. roku życia u kobiet, a po 60. u mężczyzn. Dlatego trzeba już w młodości i wieku średnim dbać o wytrzymałość szkieletu, ale można to skutecznie robić nawet po wystąpieniu osteoporozy, czemu służą:

■ Dieta bogata w dobrze przyswajalny wapń. ■ Witamina D – kilkanaście minut pobytu na słońcu na wiosnę i latem. ■ Ruch obciążający szkielet – spacery, marsze, jogging, siatkówka, koszykówka, tenis. ■

Choroba ta zwykle dotyczy osób starszych, ale nie oszukuj się, że nie ma żadnego niebezpieczeństwa, dopóki jesteś młodszy. Pewna jej postać dotyka nawet dzieci. Czasem występuje po urodzeniu dziecka u kobiet w wieku 20–30 lat. Często spowodowana jest zażywaniem steroidów. Sprzyjają jej niektóre przewlekłe schorzenia, a nawet trwałe stosowanie diety odchudzającej.

■ Czynniki ryzyka – nad wieloma mamy kontrolę. ■ Indywidualne badania profilaktyczne. ■ Porady dla osób starszych, jak unikać upadków i złamań. ■ Utrata wzrostu wskutek zapadania się kości kręgosłupa. ■

Tę i pozostałe książki naszego wydawnictwa
otrzymasz
w księgarni wysyłkowej

Z Dobrej Półki

tel. (0 42) 676 49 59
www.dobreksiazki.pl
ul. Krokusowa 1-3, 92-101 Łódź

Zamów bezpłatny katalog z ofertą kilkuset tytułów!

Margaret Hills
& Janet Horwood

jak radzić sobie z zapaleniem stawów

program ćwiczeń ruchowych

Jeśli cierpisz na zapalenie stawów w dowolnej postaci, propozycja regularnej aktywności fizycznej w celu poprawy stanu zdrowia może wydawać się niedorzeczna. Nawet jeżeli wcześniej prowadziłeś aktywny tryb życia, teraz odczuwasz pokusę przerwania go, skoro ruchomość stawów uległa ograniczeniu, a ból dosłownie eliminuje cię z gry. Jednak nie powinieneś temu ulec.

Jeśli cierpisz na chorobę zwyrodnieniową stawów, regularne ćwiczenia nie zniszczą stawów ani nie pogorszą twojego stanu. Przeciwnie, zwiększając stopień aktywności ruchowej, podwyższysz stopień ochrony stawów, pobudzając wytwarzanie substancji maziowej, która pokrywa zakończenia stawowe. Tak jak olej, ta gęsta substancja nawilża stawy i może zapobiec dalszym uszkodzeniom. Jej niedobór zmniejsza ochronę stawów i może powodować wzmożoną bolesność u pacjentów borykających się z gośćcem.

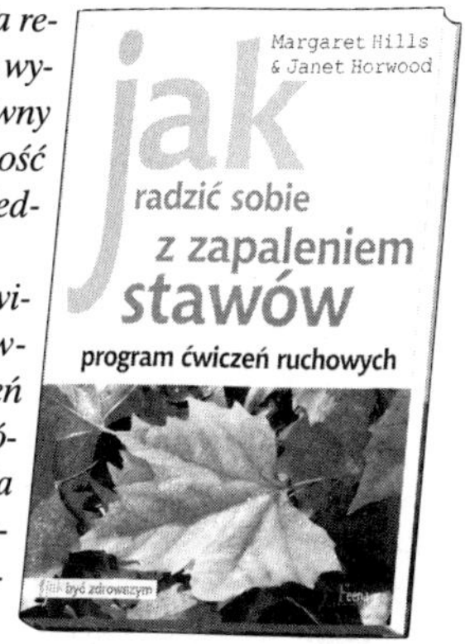

Należy pracować nad czterema aspektami sprawności fizycznej:

- gibkością ciała,
- siłą i wytrzymałością mięśni,
- sprawnością ruchową
- ogólnym zasobem energii (dotlenieniem).

Dzięki pracy nad tymi czterema aspektami kondycji dasz sobie szansę osiągnięcia poziomu formy fizycznej, który przyniesie ci wielkie korzyści. Po prostu będziesz sprawny życiowo. Ciało ludzkie stworzone jest do ruchu; podejmując decyzję, aby mu go zapewnić, dostarczysz mu też dodatkowego wsparcia, koniecznego w zmaganiach z chorobą.

Tę i pozostałe książki naszego wydawnictwa
otrzymasz
w księgarni wysyłkowej

Z Dobrej Półki

tel. (0 42) 676 49 59
www.dobreksiazki.pl
ul. Krokusowa 1-3, 92-101 Łódź

Zamów bezpłatny katalog z ofertą kilkuset tytułów!

Joan Gomez

jak radzić sobie z chorobami tarczycy

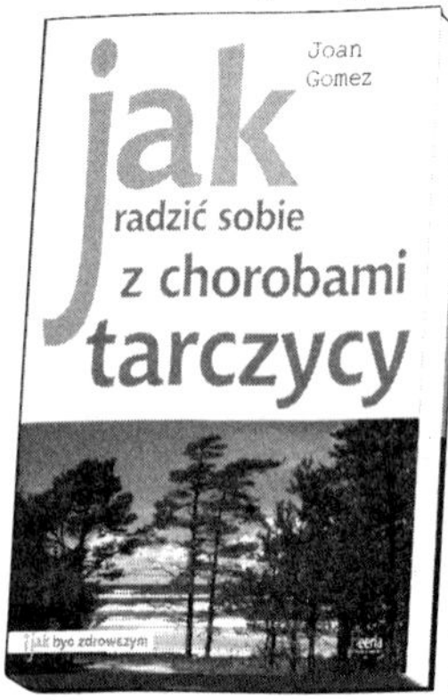

Tarczyca jest zaledwie 30-gramowym gruczołem, zlokalizowanym wokół krtani, ale oddziałuje na funkcjonowanie całego organizmu. Ma wpływ m. in. na tempo przemiany materii, rytm serca i oddechu, pracę jelit, sprawność mięśni, poziom cholesterolu, regularność miesiączek, równowagę emocjonalną.

Z tego względu zaburzenia tarczycy objawiają się w sposób bardzo zróżnicowany i często mylący nawet dla lekarza. Niekiedy mijają lata, zanim pacjent udaje się na nieskomplikowaną analizę krwi (TSH), która weryfikuje podejrzenie wielu chorób gruczołu. Tymczasem sama terapia, szczególnie niedoczynności tarczycy, jest z reguły dość prosta i bardzo skuteczna.

Dlatego warto samemu zwracać uwagę na podstawowe objawy, które często niesłusznie przypisujemy "starzeniu się" (np. ospałość, ciągłe poczucie chłodu, drżenie, wysuszenie skóry albo kołatanie serca, poirytowanie, brak sił), by w porę wychwycić zaburzenie i pod okiem lekarza wrócić do pełni formy. Po zastosowaniu terapii pacjent ma nierzadko wrażenie, jakby po prostu odmłodniał!

■ Nadczynność tarczycy ■ Niedoczynność tarczycy ■ Choroba Gravesa-Basedowa ■ Choroba Hashimota ■ Choroba de Quervaine'a ■ Wole (zwykłe, toksyczne, wieloguzkowe) ■ Rola jodu ■

Tę i pozostałe książki naszego wydawnictwa
otrzymasz
w księgarni wysyłkowej

Z Dobrej Półki

tel. (0 42) 676 49 59
www.dobreksiazki.pl
ul. Krokusowa 1-3, 92-101 Łódź

Zamów bezpłatny katalog z ofertą kilkuset tytułów!

Robert Youngson

jak radzić sobie z chorobami skórnymi

dermatoza, zapalenie skóry, egzema

Skóra, będąca największym organem naszego ciała (ma powierzchnię do 2 m²) i najlepiej widoczna dla gołego oka, paradoksalnie wciąż kryje wiele tajemnic – jej schorzenia bywają trudne do różnicowania i wymagają długotrwałej terapii. Tymczasem wygląd skóry ma dla nas olbrzymie znaczenie w kontaktach międzyludzkich, a różne jej schorzenia, z reguły wywołujące swędzenie, bywają bardzo dokuczliwe dla pacjenta.

Wypryski na skórze – zwane egzemą – pojawiają się z różnym nasileniem u tysięcy ludzi. Często mają charakter uczuleniowy (zapalenie atopowe), czasem wynikają z podrażnienia przez jakąś substancję (zapalenie kontaktowe), niekiedy prowadzą do powikłań, takich jak infekcje bakteryjne czy wirusowe.

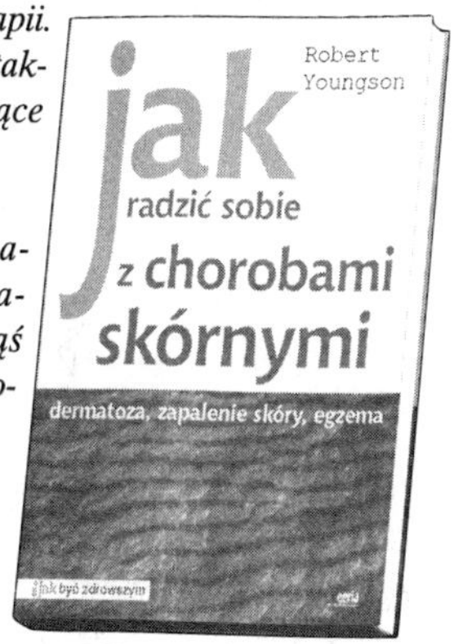

- Przyczyny wyprysków na skórze
- Atopowe zapalenie skóry
- Kontaktowe zapalenie skóry
- Sposoby leczenia
- Jak radzić sobie ze swędzeniem
- Jak unikać wyprysków
- Egzema u dzieci
- Psychologiczne i emocjonalne konsekwencje choroby
- Praktyczne porady

Tę i pozostałe książki naszego wydawnictwa
otrzymasz
w księgarni wysyłkowej

Z Dobrej Półki

tel. (0 42) 676 49 59
www.dobreksiazki.pl
ul. Krokusowa 1-3, 92-101 Łódź

Zamów bezpłatny katalog z ofertą kilkuset tytułów!

Bożena Figarska

żyj z pasją

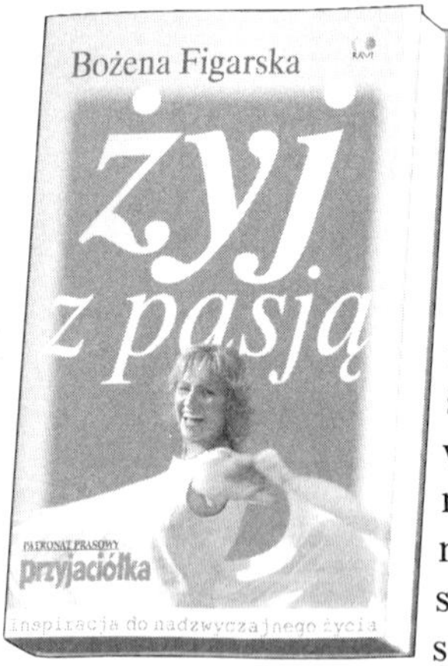

Książkę swą oddaję w ręce ludzi głodnych życia, pragnących doświadczać w nim więcej radości, szczęścia, mocniej kochać, mieć soczyste, pasjonujące, a nie tylko stabilne związki; chcących więcej od siebie światu dać i więcej też brać; tym, którzy tęsknią do przebudzenia i wiedzą, że można żyć inaczej, pełniej, z większą energią, witalnością, entuzjazmem, optymizmem i zaangażowaniem we wszystko, czego dotkną. Jest to praca o marzeniach, które sięgają gwiazd, o ich kreowaniu i spełnianiu. Wierzę, że i Ty chcesz zdecydowanie podnieść standard swojego życia, zmienić je na bardziej interesujące, inspirujące, a wręcz wspaniałe oraz świat wokół siebie uczynić bezpiecznym, przyjaznym i bajecznie kolorowym.

Kreowanie swojego przeznaczenia
Magia wyobraźni
Jak nauczyć się wizualizacji?
Misja Twojej duszy
Moc afirmacji i inkantacji
Sztuka realizowania celów
Autohipnoza
Sens posiadania
Afirmacje szczęścia i pieniędzy

Tę i pozostałe książki naszego wydawnictwa
otrzymasz w księgarni wysyłkowej

Z Dobrej Półki

tel. (0 42) 676 49 59
www.dobreksiazki.pl
ul. Krokusowa 1-3, 92-101 Łódź

Zamów bezpłatny katalog z ofertą kilkuset tytułów!